비만은
중독이다

정신건강전문의가 알려주는
자기 혁명 다이어트

비만은 중독이다

초 판 1쇄 2021년 06월 30일
초 판 2쇄 2022년 11월 03일

지은이 한창우
펴낸이 류종렬

펴낸곳 미다스북스
총괄실장 명상완
책임편집 이다경
책임진행 김가영, 신은서, 임종익, 박유진

등록 2001년 3월 21일 제2001-000040호
주소 서울시 마포구 양화로 133 서교타워 711호
전화 02) 322-7802~3
팩스 02) 6007-1845
블로그 http://blog.naver.com/midasbooks
전자주소 midasbooks@hanmail.net
페이스북 https://www.facebook.com/midasbooks425
인스타그램 https://www.instagram.com/midasbooks

© 한창우, 미다스북스 2021, *Printed in Korea*.

ISBN 978-89-6637-933-0 03510

값 15,000원

정신건강전문의가 알려주는 자기 혁명 다이어트

비만은 중독이다

한창우 지음

미다스북스

다이어트는
자기 혁명입니다!

코로나 때문에 살 많이 찌셨죠?

코로나19로 불과 몇 달 만에 우리 삶은 크게 바뀌었습니다. 모두가 변화에 적응하느라 혼란스러워하며 절망감과 우울감을 호소합니다. 정신건강의학과 전문의인 저는 진료실에서 이렇게 우울감을 나타내는 환자들을 자주 진료하고 있습니다.

이러한 우울이 만들어낼 수 있는 것이 바로 비만입니다. 코로나19가 만든 스트레스는 당연히 다이어트의 적이라고 할 수 있는 주류 소비 및 음식 섭취로 이어집니다. 코로나19 덕분에 편의점의 주류 매출이 크게 증가했다고 합니다. 또한 상호 간의 접촉을 최소화하는 언택트 시대가 열려 음식 배달이 크게 늘었습니다. 집에서 밤늦게 혼자 배달 음식을 시키고 혼술을 하는 것은 비만의 최고 위험인자입니다. 실제로 질병관리청의 2020년 건강조사 결과, 국민들의 체중이 전반적으로 증가한 것으로 나타났습니다. 신체운동 지수는 크게 하락했으며, 비만율은 증가했다고 합니다.

저도 최근 부쩍 살이 쪘습니다. 비만이라는 중독 질환이 재발한 것입니다. 정신을 차렸을 때 주위에는 맥주캔과 음식물 포장지, 그리고 두툼한 볼살과 늘어진 뱃살이 저를 반기고 있었습니다.

"그래, 나의 뱃살아. 네가 또 나에게 왔구나. 다시 다이어트를 시작할게. 뱃살아, 난 너와 같이 살고 싶지는 않단다."

지금은 살찌기 딱 좋은 시기이기도 하지만, 사실은 살 빼기 딱 좋은 시기이기도 합니다. 코로나 시기는 참 암울하지만 반대로 이러한 시기가 무언가를 준비하기에는 딱 좋은 시기일 수도 있기 때문입니다.

사회적 거리 두기 및 영업 제한 조치에 따라 대부분 모임이 사라졌습니다. 친구들과 만나는 약속은 함부로 잡지 못합니다. 대부분의 사회 활동이 잠깐 멎어버린 이 시점이, 바로 다이어트에 최적기일 수 있습니다.

사회 분위기에 동요되지 말고, 정신을 가다듬어봅시다. 그리고 내 인생을 위한 준비를 해봅시다. 식이를 조절하고 운동을 통해 몸을 만들어서, 코로나19가 사라진 세상에 멋지게 나가봅시다. 위기를 기회로 만드는 지혜가 필요한 시기입니다.

비만 중독에서 벗어나세요!

저는 이미 여러 차례 다이어트를 시도해왔습니다. 때로는 실패도 했지만 대체로 성공했습니다. 그리고 지금까지 많은 환자의 비만을 치료하기도 했습니다. 제가 비만 치료를 하면서 느낀 점은, 어떤 다이어트법을 쓰느냐는 그다지 중요하지 않다는 사실입니다.

제1원칙, 적게 먹고 많이 운동한다!
제2원칙, 제1원칙을 꾸준히 지키면서 '살찌지 않는 새로운 나'로 변한다!

바로 이 두 가지 원칙이 있을 뿐입니다. 그렇다면 어떻게 해야 그 목표에 도달할 수 있을까요?

이 책에 그 원칙과 목표에 대한 저의 모든 노하우를 담았습니다. 지금까지 비만 치료를 하면서 쌓아온 경험도 모두 적었습니다.

'왜 사람들이 비만이 될까?'
'왜 비만이 되어서도 살 뺄 시도를 안 하는 걸까?'
'왜 자꾸 다이어트에 실패하고, 왜 비만은 재발하는가?'

이에 대한 해답을 제시하고자 합니다. 또한 이 책에는 다이어트에 성공한 분들을 오래도록 관찰한 기록과 저만의 임상 경험이 담겨 있습니다. 또한 정신건강의학과에서 중독 질환을 치료하는 전문의로서 적용했던 비만 치료 기법을 제시했습니다. 여러분이 이 책을 통해서 비만을 극복할 수 있는 해답을 찾아가시기를 기원합니다.

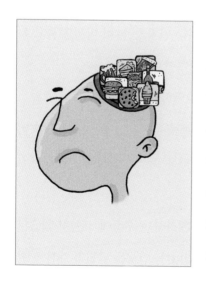

비만은 중독 질환입니다. 스스로 조절할 수 있는 능력을 상실한 것이 바로 중독 질환입니다. 여기서 비만은 음식 섭취를 조절할 수 없는 상태입니다. 비만은 중독정신의학의 관점에서 바라봐야 합니다. 의과대학에서 강의를 할 때도, 식이장애 파트는 중독 전문가인 제가 강의를 했습니다.

비만은 알코올 중독과도 유사한 점이 많습니다. 비만은 중독적인 특성이 너무도 명확하기 때문입니다. 저는 지금까지 중독 치료의 기법을 비만 치료에 적용하여 다수 환자의 다이어트를 성공시켰습니다. 그 노하우를 최대한 이 책에 담았습니다.

비만 치료에는 당근과 채찍이 동시에 필요합니다. 마치 중독 환자를 치료할 때 의사가 다양한 방법을 사용하는 것처럼 말입니다. 의사는 환자의 건강 문제와 같은 위험 요소들을 제시하면서 겁을 주기도 하고, 환자의 장점·강점을 찾아내서 칭찬하기도 하면서 환자가 저항을 극복하고 회복할 수 있는 용기를 가질 수 있게도 합니다.

이렇게 주치의는 환자들에게 다양한 신호(cue)를 제시하지만 그 신호를 받아서 회복의 길로 들어서는 것은 오로지 환자 자신의 몫입니다. 즉 의사는 환자가 잡을 수 있는 다양한 미끼를 던지지만, 이 미끼를 물고 치료와 회복의 길로 들어서는 건 본인의 선택인 것입니다.

지금 당장 다이어트 계획을 세우고 실행에 옮기는 것은 지긋지긋한 비만의 늪에서 탈출하기로 마음을 먹은 여러분 스스로 선택해야 할 문제입니다.

중독 치료는 단순히 그 중독 문제를 해결하는 수준에 그치지 않습니다. 중독을 넘어서면 새로운 세상이 열립니다. 인생을 완전히 새롭게 살아갈 수 있는 기회를 얻게 됩니다. 비만 치료를 단순히 살을 빼는 과정이라고 생각하지 마시기 바랍니다. 살을 빼면 자신감과 자존감이 올라가고, 자신을 더욱 사랑하는 사람이 됩니다. 또한 세상 사람들이 변화한 당신을 다르게 대한다는 사실을 실감하게 됩니다. 비만 극복을 통해 활기차고 당당한 삶을 살아가는 당신이 아름답기 때문입니다.

이 책을 통해 많은 분들이 비만으로부터 탈출하고, 새로운 인생을 출발하는 계기를 얻게 되기를 바랍니다. 여기서 제시하는 핵심적인 다이어트 방법은 제가 10년 넘게 하고 있는 12단계 중독 치료에 그 바탕을 두고 있습니다. 12단계 중독 치료는 중독 환자를 치료하기 위해 개발되었지만, 인생을 리뉴얼하여 제대로 된 인생을 살아가게 하는 인생의 바이블 같은 치료입니다. 핵심적인 내용을 비만 치료에 적용하였으니 많은 도움이 되길 진심으로 바랍니다.

기회는 스스로 잡는 자의 몫입니다. 당장 오늘부터 다이어트를 시작하십시오. 행운을 빕니다.

중독 치료전문 정신건강전문의 **한창우 박사** 올림

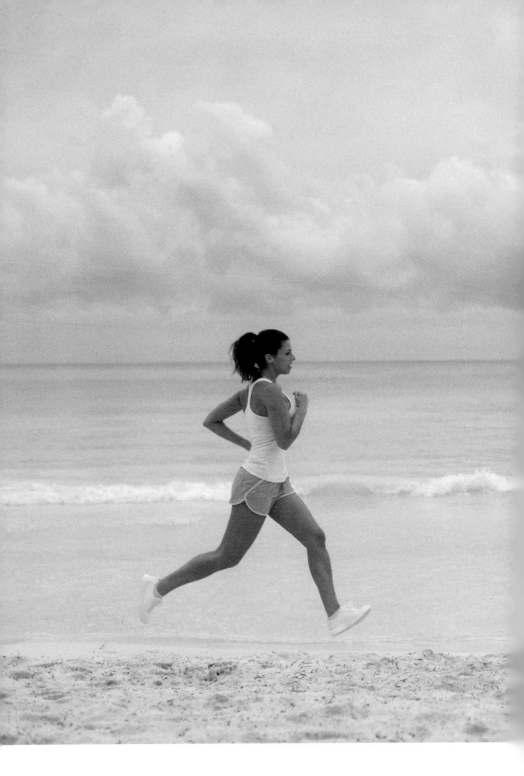

CONTENTS

1장 - 다이어트, 왜 해야 하는가?

2장 - 비만 중독에서 드디어 벗어나는 법

3장 - 다이어트에서 승리하는 5가지 법칙

4장 - 몸과 주변 환경을 활용하라 – 생물학적 치료와 사회적 치료

5장 - 비만은 정신적 문제다 – 심리적 치료 12단계

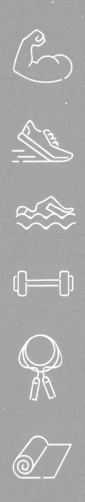

1장

다이어트,
왜 해야
하는가?

01

아버지의 인생 혁명은
다이어트였다

삶을 바꿀 계기를 흘려보내고 있지는 않은가?

비만을 비롯한 모든 중독에서 벗어나는 결심은 어느 한순간에 갑작스레 이루어질 때가 많다. 물론 언제나 가장 어려운 사실은 그 결심이 언제 어떻게 터져 나올지 알 수 없다는 점이다.

영화 〈미녀는 괴로워〉에서 보면, 여주인공이 다이어트를 결심하는 강력한 계기가 나온다. 그 강력한 동기로 인하여, 여주인공은 기존의 자신의 인생을 뿌리째 바꾸어버린다. 당연히 전혀 새로운 삶을 살게 된다.

(물론 뛰어난 의느님의 손을 빌리긴 하지만, 그러나 어찌 되었든 자신의 인생을 바꾸었으니 성공했다고 판단해야 할 듯하다. 물론 여기서 성형을 권장한다는 뜻은 전혀 아니다.)

우리는 살면서 다양한 사건과 계기를 통해 자신의 삶을 바꿀 기회를 만난다. 그러나 대부분 그러한 기회를 잡지 못하고 그냥 지나쳐버린다. 다이어트도 마찬가지다. 문득 어떤 계기로 결심을 하고 다이어트를 시작하지만 작심삼일이 되는 경우가 부지기수다. 이 책은 바로 그런 사람들을 위해 쓰였다.

아버지의 자기 혁명은 단순했다

나의 어린 시절 기억 속에, 아버지는 늘 뚱뚱했다. 어린 시절의 사진을 찾아보면 아버지는 두툼하고, 인덕이 풍부한 모습이었다. 반평생 이상을 뚱뚱한 상태로 지내던 아버지 역시 살을 빼야 한다고 몸이 보내는 신호를 언제나 흘려보내셨을 것이다.

그러던 아버지가 어느 날 갑자기 다이어트를 시작하셨다. 결심의 계기는 어머니의 고혈압 진단이었다. 아버지는 그날부터 운동을 시작했다. 아버지는 '바로 그때' 하늘에서 주신 천금 같은 기회를 잡은 것이다.

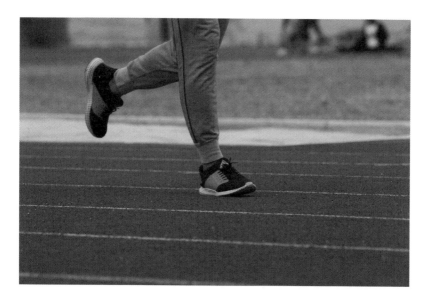

아버지는 매일 저녁 1시간 넘게 아파트 단지 내 운동장을 뛰기 시작했다. 당시 아버지 연세는 60이었다. 평소 운동신경이 좋은 편이었지만 평발이어서 뛰는 것을 좋아하지 않았다. 하지만 아버지는 아는 운동 가운데 당장 할 수 있는 달리기를 무작정 실행한 것 같다.

어느 날 나는 아버지와 함께 뛰러나간 적이 있다. 아버지는 정말 천천히 뛰었다. 많은 사람이 아버지를 추월해서 뛰고 있었다.

그렇게 한 바퀴, 두 바퀴를 넘어 열 바퀴, 스무 바퀴…. 얼마나 뛰었는지 셀 수가 없다. 그때는 아버지보다 빠르게 뛰던 사람들은 다 지쳐서 떨어져나가고 아버지만 논스톱으로 뛰고 있었다. 젊었던 나도 얼마 후 포기하고 걷게 되었고, 그런 지 한참이 지나서야 아버지의 논스톱 러닝은 마무리가 되었다. 그러기를 한 달여 정도, 아버지의 체중이 줄어드는 것이 눈에 보이기 시작했다.

자기 혁명은 시작은 단순한 법이다!

나는 정신건강의학과 의사이지 재활의학과 의사나 운동 치료 전문가가 아니다. 따라서 지금 예시를 든 아버지의 방법은 운동 전문가의 입장에서 보자면 적절하지 않을 수도 있다. 운동학적으로는 더 적합한 많은 방법이 있다는 사실도 잘 안다.

하지만 나는 이렇게 강조한다.
"일단 단순한 방법으로 시작하라!"

단순한 방법으로 어느 정도 체중 감량에 성공하면, 그때쯤에는 운동에 적응이 되고, 운동하는 생활 습관도 자리 잡을 것이다. 그리고 나서 더 효율적이고 적합한 방법을 찾아도 늦지 않다.

처음부터 너무 이것저것 고려해서 정하려다 보면, 시작도 어렵고 유지하기도 힘들다. 많은 다이어트 시도가 작심삼일로 끝나는 데는 의지의 문제도 있지만, 방법이 너무 복잡하거나 번거롭기 때문이다. 시중에는 많은 운동 전문가들에 의한 다양한 운동법이 소개되지만, 처음부터 완벽하게 전문가처럼 할 수는 없는 노릇이다.

따라서 단순하고 접근성이 좋으며 쉽게 할 수 있는 방법부터 바로 시작하라. 달리기, 걷기, 줄넘기 무엇이든 좋다. 매일 꾸준한 시간을 정해서 쉬지 않고 해야 한다. 물론 적절한 식이 조절도 함께 필요하다. 아버지는 식이 조절 역시 단순하게 시작했다. 격한 운동으로 인한 식욕 감소도 있었지만, 음식을 많이 안 드시려고 노력했다.

아버지는 그렇게 달리기를 6개월 정도 했다. 그리고 놀랍게도 18kg 이상을 감량했다. 체중은 86kg에서 68kg으로 줄어들었다. 그것은 아버지의 인생에서 혁명과 같은 일이었다.

다이어트는 인생의 대전환이다

체중을 줄이는 것은 단순히 날씬해지는 결과만 바라고 하는 것이 아니다. 삶이 변화되고 세상을 사는 방식도 달라진다. 인생의 대전환이 일어난다.

다이어트 후에 아버지는 당시 입던 옷이 모두 다 맞지 않게 되었다. 평소 다리 한쪽이 들어가던 바지통에 두 다리가 다 들어가게 될 정도의 변화가 일어났으니까. 늘 맞춤복을 입어야 했지만 지금은 기성복도 맵시 있게 소화할 수 있다. 아버지는 주변 사람들의 '살이 빠졌다'는 평가도 마음에 들었던 것 같다. 그래서 더욱 꾸준히 달리고, 음식을 줄이고, 술도 줄였다. 이렇듯 다이어트에 성공하면 긍정적인 피드백이 오고, 이것은 더욱 강한 추진력이 되어 다이어트를 더욱 효과적으로 만든다.

아버지는 이전의 뚱뚱한 삶으로 되돌아가지 않았다. 퇴직을 하신 뒤에는 새로운 직업을 가지고 새로운 삶, 제2의 인생을 살고 있다.

"당장 시작하라!"

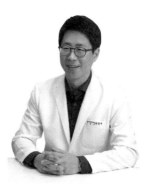

　혹시 아버지의 방법을 따라 하고 싶은 사람
이 있다면, 적극 추천한다. 왜냐하면 아버지
가 그렇게 성공했고 나도 오직 달리기와 약간
의 식이 조절을 통해 다이어트에 성공을 해봤
기 때문이다.

　다이어트 방법은 셀 수 없이 많다. 중요한 것은 당장 시작해야 한
다는 사실이다. 먼저 어느 정도 체중 감량에 성공하고 난 후, 자신의
몸이나 환경에 맞는 것으로 변경하면 된다. 과도하게 달리기를 하면
당연히 무릎 관절에 좋지 않을 수 있다. 이런 걱정을 하는 사람들이
명심해야 하는 것이 있다. 여러분이 비만인 상태에서 변화되지 않는
것이 건강에는 더욱 안 좋을 것이다.

　이것저것 걱정만 하면서 시작하지 않는 '저항형' 환자들이 많다.
그런 환자들에게 내가 늘 강조하는 말이 있다.

　"아무것도 하지 않으면, 아무 일도 일어나지 않는다."

02

나의 다이어트는
늘 진행형이다

한 번 중독 환자가 다시 중독되는 데는 0.1초도 걸리지 않는다

나는 레지던트 3년 차에 처음 다이어트를 결심했다. 레지던트 1, 2년을
마치고 몸과 마음이 좀 편안해져서 살이 점점 쪘던 것이다. 고혈압 가족
력이 있으니 걱정이 되기 시작했고, 다이어트를 하기로 결심한 후 바로
실행에 옮겼다. 저녁은 마치 당뇨식 같은 병원 구내식당 밥을 먹고, 지하
철 한 정거장 앞에 내려서 걸었다.

이렇게 나는 두 달여 만에 거의 8kg을 감량하는 데 성공했다. 첫 다이

어트 성공에 '교만'이 생겼다. 앞으로 원하면 언제든지 살을 뺄 수 있다는 생각이었다. 이후 한동안 날씬한 몸을 유지했지만, 전문의 시험공부를 하면서 다시 조금씩 살이 찌기 시작했다. 야식을 먹는 빈도는 늘어나는데 운동은 하지 않았다. 살이 다시 찌는 데는 그리 오랜 시간이 걸리지 않았다.

나는 늘 "한 번 중독 환자는 다시 중독으로 컴백하는 데 0.1초도 걸리지 않는다."라고 강조한다. 빼는 건 어렵지만 다시 찌는 것은 항상 쉽다. 명심하자.

완전히 변화하지 못하면 재발한다

다시 불어나기 시작한 몸무게는 이전 몸무게를 어느덧 훌쩍 넘겨버렸다. 하지만 나는 늘 혼자서 중얼거렸다. "난 마음만 먹으면 언제든지 뺄 수 있어." 하지만 아니었다. 그 되뇜이 거짓임을 알면서도 그저 아니라고 믿고 싶었을 뿐이었다.

그러던 중 새로운 다이어트 기회가 찾아왔다. 전문의 시험에 합격하고, 군 전문의 요원으로 입대하게 된 것이다. 나는 직감했다. "이곳에서 다이어트를 하리라."

만일 자신의 의지가 부족하고 주변 환경을 개선하지 못하겠다면 환경을 바꿔보라. 즉 스스로 조절을 하지 못한다면 환경을 폐쇄적으로 바꿔보는 것이다. 다이어트 클리닉에 입소할 수도 있다. 절이나 수련원 같은 곳에서 일정 기간 수련을 하는 것이 비슷한 방법일 수 있겠다.

늦깎이로 입대해 훈련소 생활이 쉽지 않았지만, 규칙적인 식사와 훈련은 건강을 되찾는 데 매우 큰 도움이 되었다. 그렇게 훈련소를 마치자, 역시 8kg 정도 감량할 수 있었다. 당시 나의 교만함을 깨닫고 '얼마나 살 빼기가 어려운가'를 실감했다.

'이제는 군대 훈련소에서 힘들게 훈련을 해야만 살을 뺄 수 있다니. 만일 다시 살이 찐다면 또 군대 훈련소를 들어갈 수도 없을 테니, 앞으로는 절대 살이 찌면 안 되겠다.'

그러나 완전히 변화되지 못한 중독은 쉽게 재발하는 법이다. 훈련소 퇴소 이후, 다시 이전의 생활로 돌아가면서 금세 살이 쪘다. 그렇게 나는 다이어트에 완전히 성공하지 못하고 살이 찐 채로 3년이 넘는 군 복무를 마쳤다.

악순환에서 벗어나는 첫걸음, 용기 내어 인정하기

세 번째 기회는 군 복무 후 일하게 된 병원에서 찾아왔다. 경기도 의왕시에 있는 중독 치료를 전문으로 하는 정신과 병원이었다. 우리나라에서 중독 치료를 가장 체계적으로 하는 병원이다. 나는 이 병원에서 근무하면서 12단계 중독 치료법을 전수받고 익혔다. 이 책도 그곳에서의 임상적 경험을 바탕으로 했다. 중독 치료를 하면서 환자들의 중독 문제가 의사인 나의 인생에도 크게 다르지 않게 적용된다는 것을 깨달았다.

누구나 '인생의 걸림돌'이 되는 중독의 문제를 안고 살아간다. 나의 대표적인 문제는 비만이었다. 하지만 스스로 그 문제를 알아차리는 것은 어렵다. 어렵게 알아차려도 그것을 진심으로 인정하는 것은 더욱 어렵다. 자신의 문제를 직면하는 것은 늘 두려운 법이다.

용기를 내어야 했다. 왜냐면 주치의가 자신의 문제를 부정하면서, 환자들의 중독 문제를 지적하는 건 위선적이기 때문이다. 12단계 중독 치료를 하던 도중에, 나는 환자들 앞에서 스스로의 문제를 고백하였다.

"저는 고혈압에 대한 불안감이 늘 있습니다. 체중이 늘어 비만이 되면 혈압이 오릅니다. 요즘 체중이 매우 늘어난 듯하지만 체중을 재어보지 못하고 있습니다. 여러분들이 알코올 중독을 치료할 때, 주치의인 저는 제 비만 문제를 함께 다루겠습니다."

이 선언이 시작이었다. 그 이후 치료 시간에 환자들의 문제와 함께 나의 문제도 고민하고 검토하게 되었다. 당시 나의 허리 사이즈는 공식적으로 34인치였다. 하지만 사실은 이미 오래전부터 34인치 바지를 사도 허리가 맞지 않아서 수선집에서 허리를 늘려왔다. 나의 문제를 알고 있었지만 부정하고 있었던 것이다.

알코올 중독 환자들의 문제는 나의 비만 문제와 크게 다르지 않다. 알코올 중독 환자가 술로 인하여 몸이 망가지고 정신이 파괴된다면, 비만 환자 역시 그로 인하여 고혈압 같은 문제가 발생하고 결국 몸이 망가지고 정신도 나태해지면서 파괴되는 것이다.

여러분이 스스로 비만이라고 생각한다면 그 문제가 자신의 인생에 어떤 악영향을 주고 있는가 생각해보자.

나의 다이어트는 진행형이다

중독 치료는 선임 중독자가 성공한 방법을 똑같이 사용해보는 것이 가장 효과적이다. 나는 아버지가 쓴 방법을 따라 하기로 했다.

집 근처에 있는 하천 길을 따라 천천히 그러나 쉬지 않고 뛰기 시작했다. 처음에는 불과 10여 분밖에 뛰지 않았는데 숨이 턱까지 차고 헐떡거렸다. 훨씬 더 연세가 높으신 어르신이 나를 추월했다. 나는 심지어 빠르게 걷는 아주머니보다도 느렸다. 하지만 계속하니 점점 더 거리가 늘어나고 속도도 빨라지기 시작했다. 그렇게 12주가 지날 무렵 나는 다시 8kg 이상을 감량을 할 수 있었다. 다시 이전의 날씬한 상태를 회복하게 되었다.

나는 '나는 더 이상 맘껏 저녁을 먹으면 안 되는 사람'이라는 사실을 받아들였다. 40대 중반에 접어들면서 신진대사가 젊었을 때에 비해서 확연히 떨어진다는 사실을 몸소 느끼고 있다. 예전처럼 음식을 먹으면 잉여 칼로리는 체내에 축적되고 말 것이다. 요즘 운동은 매일 아침 수영을 한 시간씩 하고 있다. 운동량은 '힘들어 죽겠다고 생각될 정도'이다.

나의 다이어트는 늘 진행형이다. 안타깝지만 중독 치료에서 '완치'는 존재하지 않기 때문이다. 병식이 매우 뚜렷하고 열심히 단주를 유지하고 있는 알코올 중독 환자들은 스스로를 '회복 중인 중독자'라고 소개한다. 한 번 해병은 영원한 해병이라는 말이 있듯이, 중독 환자들 사이에서는 '한 번 중독은 영원한 중독'이라는 말을 하기도 한다.

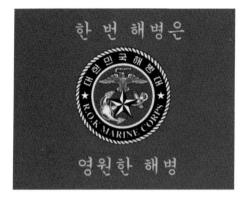

비만은 특히 치료가 어려운 중독 질환이다. 알코올, 마약, 도박과 같은 중독은 단(斷)중독을 목표로 한다. 그 중독 원인을 완전히 끊어내는 것이 치료의 목표이다. 하지만 비만 치료는 단중독이 목표가 아니다. 음식을 완전히 끊는 것이 아니라, 음식을 조절하는 식이가 목표이다. 그러나 맛있는 음식을 앞에 두고 식이를 조절한다는 것이 얼마나 어려운 일인가?

그래서 다이어트는 자주 실패하고 재발이 잦은 것이다. 그러니 다이어트에 실패했다고 너무 좌절하지 말자. 실패 요인을 분석해보고 더 적절한 방법을 찾아서 다시 도전하자.

여러분 중 대부분은 나와 함께 평생 다이어트를 해야 할 것이다. 우리 모두 이번엔 꼭 성공하시길 기원한다. 이 책이 그 기회의 초석이 되기를 바란다.

'아무리 먹어도 살 안 찌는 사람'은 없다

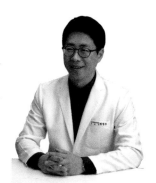

　나는 원래 마른 체형이었다. 지금도 뚱뚱한 체형은 아니지만 어린 시절에는 더더욱 그러했다. 삐쩍 마른 몸에 턱선이 매우 날카로웠다. 많이 먹어도 살이 찌지 않았다.

　늘 "난 아무리 먹어도 살이 안 쪄."라고 말했다.(그때의 건방짐을 마음 깊이 반성한다.)

　그러나 아무리 먹어도 살이 안 찌는 사람은 없다. '아무리' 먹으면, 결국 살이 찐다. 나이 들면 더 찐다. 혈기왕성한 젊은 사람들은 대사가 워낙 활발하니 당장은 먹어도 살이 안 찔 수 있다. 그러나 나이가 들어도 많이 먹는 식생활을 계속 유지한다면, 결국에는 비만이 될 수 있다.

　반대로 "저는 정말 물만 먹는데 살이 쪄요."라는 사람도 있다. 가볍게 먹은 사탕이나 초콜릿 같은 간식까지 다 기록한 섭식 장부상 객관적으로 섭취한 칼로리가 현저히 적은데도 살이 찐다면 이 책을 읽기보다 의사와 상담하기를 권장한다.

03

정말 '이렇게'
살고 싶었는가?

더 나은 인생을 위한 시그널을 무시하지 마라

과체중인 사람들 모두가 다이어트를 해야 하는 이유는 명확하다. 바로 '잘' 살기 위해서이다. 각자 이유는 다를 수 있지만, 모두 다 잘 살아가기 위해서 다이어트를 해야 한다.

인생을 찬찬히 들여다보면, 인생을 똑바로 살아가게 하려고 주변에서 정말 많은 신호를 준다. 가끔 귀찮게 느껴지는 엄마의 잔소리, 선생님의 훈계, 직장 상사의 라떼 이야기 중에서도 지금 이 순간 필요한 시그널이 있을 수 있다. 출근길 지하철에서 우연히 마주치는 사람, 차창 밖으로 스쳐 지나가는 풍경에도 메시지가 있을 수 있다.

몸도 마찬가지다. 몸은 때때로 신호를 준다. 너무 무리하거나 스트레스를 받으면, 그래서 더 이상 견디기 어려운 상태가 되면 몸은 지금은 쉬어야 할 때라는 신호를 준다. 이러한 시그널을 무시하고 살아가다 건강이 크게 나빠지고 나서야 병원을 찾는 경우가 있다.

과도하게 술을 먹다가 간경화 같은 무서운 병에 걸리고 나서야 뒤늦게 후회하는 환자들을 많이 보아왔다. 이런 환자들을 치료하면서 증상 변화를 듣다 보면, 환자의 몸에서 어느 순간부터 이상 신호를 꾸준히 보내고 있었다는 것을 발견할 수 있다.

이미 오래전부터 환자의 몸은 환자에게 호소하고 있었다. 술 좀 그만 먹으라고, 좀 쉬어야 한다고. 하지만 대부분 사람은 그런 신호를 잘 알아듣지 못한다. 간혹 알아듣더라도 무시해버리기 일쑤다. 두려움에 부정해버리기도 한다. 나의 많은 환자가 뒤늦게 후회한다.

"그때 내가 알아차렸어야 했는데, 그때 멈췄어야 했는데."

정말 '이렇게' 살고 싶었는가?

'혹시 비만으로 인해서 당신의 몸이 시그널을 보내고 있지 않은가?'

'주변 사람들이 당신에게 메시지를 주고 있지는 않은가?'

'당신은 당신 인생의 정말 중요한 정보를 놓치고 있는 것은 아닌가?'

'당신이 더 건강한 몸 상태였다면 잡을 수 있었던 기회들을 놓치고 있는 것은 아닌가?'

누구나 인생의 목표가 있을 것이다. 어린 시절에 누구나 꿈꾼다. "나는 훌륭한 사람이 돼서 돈도 많이 벌고 잘 살아야지." 하지만 살다 보면 자신의 꿈을 가로막는 문제점이나 단점이 생긴다. 그리고 이러한 문제들로 인하여 인생 계획에 차질이 생긴다.

중독 문제는 인생의 큰 걸림돌이다. 중독 문제는 인생의 어느 시점에 떡하니 자리를 잡고 원래 가고자 했던 인생 방향을 확 바꾸어놓는다. 우리의 소중한 인생에 악영향을 줄 수 있는 것이다.

혹시 당신의 인생에서 비만이 그러한 인생의 걸림돌은 아닌가? 비만 때문에 애초 내가 생각했던 인생행로에 문제가 발생한 건 아닐까? 생각해보자. 여러분은 이렇게 살고 싶었는가?

다이어트에 성공한 나의 경우, 만족도가 높았다. 건강해지는 것 이외에도 자존감도 높아지는 것 같았고, 인생의 주도권을 딱 잡고 있다는 느낌이 들었다. 밤에 배고픔을 견디지 못해 시키는 배달 음식이 줄어 지출이 줄어들었다. 시간도 많아졌다. 남는 시간에 나를 위한 다른 활동을 더 할 수 있었다.

나는 중독 전문의로서 완전히 달라지는 환자들을 많이 보았다. 환자가 진정으로 깨달아서 중독으로부터 벗어날 때, 주치의는 자신의 환자가 확 달라졌음을 느낀다. 말로만 "저 이제 술 안 먹어요. 저는 달라졌어요."라고 하는 수준이 아니다. 진료실에 들어오는 순간 느낌이 남다르다. 정말 순수하고 맑은 영혼의 기운이 느껴진다. 중독 질환이 치료되면 환자는 완전히 변한다. 인생이 완전히 달라진다. 나는 중독 전문의지만 중독의 늪에서 탈출에 성공한 내 환자들을 깊이 존경한다.

여러분의 인생 문제가 혹시 비만이라면, 비만 문제가 인생에 걸림돌이 된다면, 이제는 그 문제를 바로잡아야 하는 시기다. 바로 지금!

나는 살기 위해서 다이어트 한다

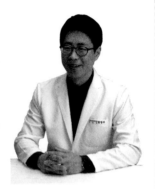

혹시 "다이어트를 왜 해야 하느냐?"라고 물으신다면, 나의 대답은 "살기 위해서."이다. 나는 체중이 늘어나면 혈압이 오르는 고혈압 환자이기 때문이다.

나의 부모님은 모두 고혈압 환자이다. 친가 쪽으로는 친할머니가 뚱뚱하셨고 나중에는 당뇨를 앓으셨다. 아버지는 60세쯤까지 뚱뚱했다. 외가 쪽은 고혈압의 가족력을 가지고 있다. 외할머니, 외삼촌 등 외가 어르신들은 다 고혈압으로 쓰러지셨다.

우리나라의 건강검진이 이렇게 보편화된 건 그리 오래된 일이 아니다. 불과 10년 전만 해도 국민 대부분은 자신의 건강 상태를 잘 알지 못하고, 큰 병에 걸리고 나서야 또는 만성질환이 지속되어 다양한 합병증에 노출된 이후에나 깨닫게 되었다.

지금은 건강보험에서 생애주기별로 건강검진을 지원하기 때문에, 특별히 건강검진을 따로 받지 않아도 가까운 병·의원에서 쉽게 건강을 확인할 기회가 열려 있다.

내가 대학을 졸업할 무렵, 심한 어지럼증을 호소하시던 어머니의 진료를 당시 대학 지도교수님께 부탁드렸다. 어머니는 고혈압과 뇌졸중을 진단받았다. 당시 어머니의 혈압은 수축기 180을 넘는 악성 고혈압(malignant hypertension)이었다. 함께 검진을 받은 아버지도 고혈압 판정을 받았다.

나는 고혈압이 두려워지기 시작했다. 나이가 어리거나 젊다면 와닿지 않을 수 있다. 나도 그러했으니까. 그런데 나이가 서른이 넘고, 병원에서 근무하며 수많은 사람이 만성 질환에 의해서 건강이 나빠지고 생명이 위독해지는 것을 보면서 서서히 두려움이 쌓이기 시작했다.

하지만 그럴 때마다 두려움을 부정했다. "난 괜찮을 거야." 젊으니까, 가끔 운동하니까, 어쩌다 혈압이 높게 나오면 '어제 무리해서, 어제 잠을 잘 못 자서'라고 부정했다. 안타깝지만 나는 3년 전부터 혈압약을 꾸준히 먹고 있다.

04

인생은 마냥
기다려주지 않는다

바로 지금부터 바꿔라, 늦지 않도록!

의사로서 환자를 돌보면서, 너무도 아끼는 내 환자가 나를 떠나 하늘
나라로 먼저 가는 것을 옆에서 지켜보게 될 때가 있다. 의사는 의학적으
로 최선을 다해야 하지만, 이럴 땐 운명이 신에게 달린 것이라는 생각이
든다.

나에게는 특별히 기억에 남는 환자가 있다. 알코올 중독으로 오랫동안
치료를 받던 환자였다. 50대 초반의 남자 환자는 온몸에서 술 냄새를 풍

기면서 술에 찌든 얼굴로 진료실에 들어왔다. 그는 이미 알코올 의존으로 수십 번을 병원에 입원했기 때문에, 당시 취직한 지 얼마 되지 않았던 나보다 더 능숙하게 입원 절차를 밟고 입원실로 올라갔다.

첫 회진을 하는데, 전날 입원한 후로 잠만 자던 환자가 일어나서 "저 금방 퇴원할 거예요. 병동 프로그램은 어차피 하다 퇴원할 거니까 안 들어갈게요." 하더니 다시 침대에 누워버리는 것이었다. 그 이후 병원에서 하는 금주 프로그램에 참여하라고 몇 차례 설득해보았으나 환자는 전혀 의지를 보이지 않았다. 결국 며칠 만에 환자의 어머니가 와서 환자를 퇴원시켰다.

그렇게 입·퇴원이 몇 차례 더 반복되었다. 환자는 병원을 그저 술을 너무 많이 마셔서 심신이 힘들 때 잠깐 쉬었다가는 코스로 이용할 뿐이었다. 알코올 문제는 전혀 해결될 기미를 보이지 않았다.

그러던 어느 날, 환자는 또 술에 취한 채 입원을 했고 아무런 노력 없이 시간을 보내고 있었다. 입원 후 일주일이 지났을 때, 환자가 마음대로 병원을 이탈하여 집으로 가서 술을 마시는 일이 있었다. 이를 보다 못한 환자의 동생은 환자를 어느 기도원인가에 입소를 시켜버렸다고 했다. 환자의 진술에 의하면 밤에는 기도만 하고 낮에는 밭일을 죽어라 시키는 곳이었다고 한다. 환자는 입소한 지 며칠 안 되어 탈출을 감행했고, 혼자서 수십 시간을 걷고 차도 얻어 타고 해서 병원으로 되돌아왔다. 마치 〈쇼생

크 탈출〉이란 영화의 한 장면을 연상하게 하는 모습이었다. 그렇게 처음으로 환자는 자신의 의지로 입원했다.

이후 환자가 변화되기 시작했다. 환자는 자신이 원하면 언제든지 퇴원할 수 있는데, 동생이 두려워서인지 병원 밖으로 절대 나가려고 하지 않았다. 그리고 웬일인지 병동에서 하는 프로그램에 열심히 참여하기 시작했다. 병동 생활도 성실히 했다. 수간호사 선생님이 "우리 ○○○ 님이 달라졌어요!"라고 할 정도였다.

어느 날은 환자가 무언가를 열심히 공부하고 있길래 물어보니, "지금까지 직업을 가지고 돈을 번 적이 없어요. 그런데 이제 저도 뭘 해야 하나 고민하고 있어요."라면서 다른 환자가 빌려준 세탁물 관리에 대한 책을 읽고 있었다. 나중에 세탁소에 취직해서 일할 것이라고 했다.

그렇게 병원에서 변화된 모습으로 치료를 받던 환자는, 재활을 열심히 준비하였으며 퇴원을 했다. 50이 넘도록 한 번도 제대로 된 직업을 가져보지 못했던 환자는 병원 근처에 숙소를 잡고 세탁소에 취직하여 일하기 시작했다.

그러던 어느 날, 오랜만에 외래 진료를 보기 위해 내원한 환자가 너무 아파 보였다. "선생님, 제가 언젠가부터 너무 몸이 안 좋아요. 술은 절대 안 먹었고요. 피곤하고 소화가 잘 안돼요."라는 것이었다. 나는 병원에 입원해서 쉬는 것이 나을 것 같다고 판단했다. 그리고 바로 내과 외진을 다녀오게 했다. 결과는 너무도 충격적이었다. 간암과 대장암 말기로 판정되었다. 그 소식을 들었을 때, 눈물이 핑 도는 것을 참을 수 없었다.

'아, 하늘도 무심하시지. 이제야 비로소 제대로 된 인생을 살아보는데, 주님께서 그 기회를 주지 않으시는 건가.'

나는 그렇게 너무도 사랑하는 내 환자를 또 가슴에 묻었다.

"인생은 언제까지나 나를 기다려주지 않는다."

우리는 스스로를 돌아봐야 한다. 자신의 나태함과 잘못된 삶의 태도 때문에 생겨난 비만으로 인하여 인생이 망가져가고 있는 것은 아닌지, 인생의 중요한 순간을 놓치고 있는 것은 아닌지 검토해야 한다. 그리고 열심히 살기 위해 노력해야 한다. 언젠가 비로소 깨달았을 때, 하늘이 내게 더 이상의 기회를 주지 않을 수도 있기 때문이다.

다이어트, 지금 시작해야 한다.
Just Do It Now!

05

자기 자신을 사랑한다면,
사랑하고 싶다면

자신을 사랑한다면, 사랑하고 싶다면

자기를 진심으로 사랑하는 사람은 자신에게 해가 되는 행동을 하지 않는다. 하지만 많은 중독 환자들은 소중히 여겨야 할 자신을 너무 학대한다. 알코올 중독 환자들은 몸에 해로운 술을 마구 부어대고, 마약 중독환자들은 무시무시한 마약에 취해서 자신을 스스로 버리는 상태에 도달한다. 도박 중독 환자들 역시 도박에 빠져서 재산을 탕진하고 정신적으로도 피폐해진다. 이러한 행동들은 전부 다 자신을 아끼고 사랑하는 행동이 아니다. 그래서 중독 환자들의 자존감은 매우 낮다.

비만 환자들도 마찬가지이다. 자신을 진정 사랑한다면, 자신의 몸을 아끼고 소중히 다루어야 한다. 원래부터 이런 몸으로 살아가기 위해서 태어난 것은 아니지 않은가. 이왕 태어나서 살아가는 것이라면 멋진 체형과 가볍고 건강한 몸 상태를 만들어서 더욱 멋지게 이 세상을 살아가야 하지 않을까? 오직 나 자신을 위해서 말이다.

JYP엔터테인먼트의 대표이자 가수인 박진영은 엠넷 〈스트레이 키즈〉에서 연습생들에게 말했다.

"우리는 몸으로 표현해야 하잖아. 몸이 최상의 상태가 아니면 표현할 방법이 없는 거야. 그래서 몸을 정말 잘 관리해야 돼."

뮤지션으로서의 자긍심을 발견할 수 있는 말이다. 자신을 사랑한다면, 더 큰 꿈을 위해서라면 몸에 나쁜 일은 하지 말고 건강을 챙겨야 한다.

당신은 해낼 수 있다

'자존감'은 다이어트에서도 굉장히 중요하다. 유명한 정신건강의학과 의사이자 베스트셀러 작가인 윤홍균은 그의 저서 『자존감 수업』에서 자존감이란 자기를 사랑하는 마음이라고 했다.

그리고 책에서는 자존감에 세 가지 축이 있다고 한다. 자기 효능감, 자기 조절감, 자기 안전감이다. 그중에 하나인 자기 효능감(self-efficacy)은 어떤 목표를 달성하기 위해서, 필요한 노력을 조직하고 실행해서 성공해 낼 수 있는, 자신의 능력에 대한 기대와 신념을 말한다.

다이어트는 자기 효능감을 올릴 수 있는 좋은 방법이다. 다이어트에 성공하면 자기 효능감이 증가한다. 스스로 해냈다는 기쁨과 자신에 대한 확신이 든다. 이러한 긍정적인 피드백은 더 발전할 수 있는 밑거름이 된다. 다이어트를 통해서 나에 대한 믿음이 생기는 것이다. 그리고 자신을 더욱더 사랑할 수 있게 된다. 즉 자존감이 올라간다는 뜻이다.

바꿀 수 있는 것을 바꿔라

우리에게 주어진 것 중에서는 우리가 바꿀 수 없는, 어쩔 수 없는 것들이 많이 있다. 그런 것들 앞에서 맨날 징징대고 억울하다고 한들 달라지는 것은 없다.

내가 매우 좋아하는 기도문을 하나 소개한다. 이 기도문은 중독 환자들이 자신들의 중독 문제를 해결하고자 하는 간절함을 담아서 청하는 기도이다.

평온함을 청하는 기도(The Serenity Prayer)

어쩔 수 없는 것을 받아들이는 평온함을 주시고,

어쩔 수 있는 것은 바꾸는 용기를 주시고

그리고 이를 구별하는 지혜를 주소서.

Grant me the serenity to accept the things I cannot change;

courage to change the things I can;

and wisdom to know the difference.

… Amen.

– 리안홀트 니부어(Reinhold Niebuhr)

비만 환자들에게 '어쩔 수 없는 것'은 바로 지금의 '현실'이다. 이 핑계
저 핑계, 세상 탓만 하면서 다이어트를 미루지 말자. 지금의 현실은 뚱뚱
한 나 자신의 현실이다. 일단 받아들여야 한다.

그리고 '어쩔 수 있는 것'은 바로 나의 '몸무게'이다. 지금부터는 용기를
가지고 다이어트를 가열하게 시작해야 한다. 최고의 성형은 다이어트라
고 하지 않던가? 나의 몸은 내가 노력하면 얼마든지 바꿀 수 있다.

마지막으로 '이 둘을 구별하는 지혜'를 가져야 한다. 어떤 사람들은 이

두 가지를 반대로 생각한다. 몸은 바꿀 수 없는 어쩔 수 없는 것이고, 세상은 바꿀 수 있는 것이라고 생각한다. 이런 잘못된 생각을 하지 않은 '지혜'가 필요하다.

남성들이여! 살 빼고 몸을 만들어라. 초콜릿은 먹는 게 아니라 내 배에 그려지는 것이다. 원래 몸은 해낼 수 있게 디자인되어 태어났다.

여성들이여! 원래 아름답게 태어났다. 그 아름다움이 지방 속에 묻혀 있게 두지 말자. 여름이 가장 자신 있는 계절이 되도록 지금부터 다이어트를 시작하자.

젊은이들이여! 인생에서 활짝 핀 싱싱한 꽃 같은 시기에 가장 화려하게 피어나라. 나와 같은 중년 이후 분들께는 말한다. 백세 시대다! 하루라도 더 멋지고 가벼운 몸으로 살아보자. 하루하루 시간 가는 게 아깝지 않은가!

그 시작이 바로, '지금' 하는 다이어트가 될 것이다.

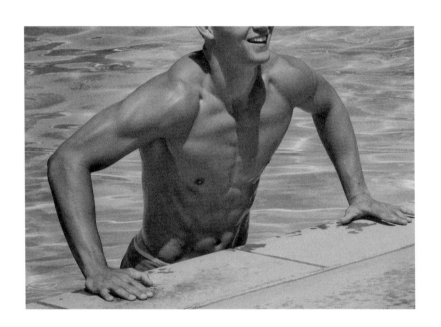

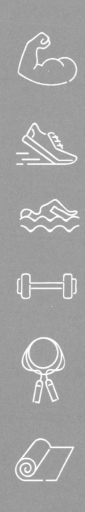

2장

비만
중독에서
드디어
벗어나는 법

01

비만은
중독이다

왜 번번이 실패하는가?

다이어트는 일단 살이 빠지는 게 첫째 목표다. 그러나 힘들게 뺀 살이 다시 찌지 않도록 유지해야 진짜 성공이라고 말할 수 있다.

그러나 어떤 사람들은 이렇게 말하면서 좌절감을 호소한다.

"다이어트를 왜 해야 하는지는 잘 알겠어요. 하지만 저는 다이어트를 하려고 여러 번 노력했어요. 그런데 매번 실패해요. 살을 좀 뺐다 싶으면, 어느새 금방 요요가 와요."

많은 사람이 다이어트에 번번이 실패하는 이유는 바로 비만이 중독 질환이기 때문이다. 비만을 단순히 식이에 문제가 있어서 혹은 운동을 게을리해서 발생한 것이라고 생각하기 때문에, 비만이 자꾸 재발하는 것이다. 다이어트를 시도하는 많은 사람들, 심지어 다이어트 전문가조차도 이 사실을 잘 모르고 있다.

비만은 중독이다

비만은 여러 가지 면에서 중독 질환의 특성과 일치한다. 음식이라는 물질을 끊지 못하는 것은 알코올 중독과 같은 물질 중독과 닮았고, 먹는 행동을 멈추지 못하는 것은 도박 중독과 같은 행위 중독과 닮았다.

알코올 중독은 하루도 술이 없으면 살아갈 수 없는 병이다. 알코올 중독 환자들은 매일 술을 마신다. 그리고 술은 처음 접할 때보다 점점 더 늘어서 결국 정말 많은 양을 마시게 된다. 내성이 생긴 것이다. 그 술을 먹지 않게 되면 환자는 심각한 금단 증상에 시달리게 된다. 금단 현상의 대표적인 증상은 술에 대한 갈망, 손 떨림, 식은땀, 어지러움, 현기증, 두통 등이다.

왠지 밥을 굶었을 때랑 비슷하지 않은가? 비만 환자가 있다고 생각해 보자. 환자는 처음부터 비만은 아니었다. 그러다 언젠가부터 많이 먹게 되었고, 운동량도 점점 줄어들게 되었다. 그러다 먹는 양은 점점 늘어났고(내성이 생긴 것이다), 어쩌다 밥을 굶게 되면 심각한 배고픔(밥에 대한 갈망)과 함께 손 떨림, 식은땀, 어지러움, 현기증, 두통 등의 증상이 생겼다. 그래서 결국 비만 환자는 음식을 찾게 된다. 그것도 처음보다 더 많은 양으로.

식욕(appetite)에는 단순히 신체적인 배고픔의 반응뿐 아니라, 중독에서와 같이 음식에 대한 갈망이 작용한다. 거기에 심리적, 사회적인 요인까지 함께 관여하는 개념이다.

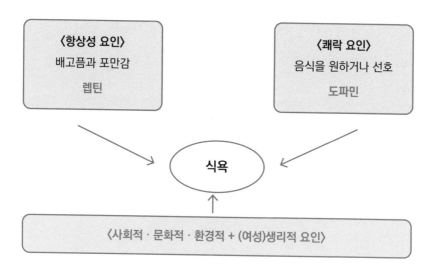

비만은 이러한 식욕이 과도하게 증가하여 스스로 조절할 수 없는 상태에 이르고, 과도한 음식 섭취 행동으로 이어져 그 결과 체내에 불필요한

지방이 과도하게 쌓인 상태를 말한다. 즉 식이 조절에 실패한 식이 중독이다.

왜 중독은 재발하는가?

중독 질환은 잦은 재발이 특징이다. 알코올 중독, 도박 중독, 마약 중독, 인터넷 중독 등 모든 중독이 다 그러하다. 열심히 치료하여 한동안 중독 행위가 멈춰서 '좀 나아졌나?' 싶으면 언제 그랬냐는 듯 재발한다. 주변에 중독 환자가 있다면 쉽게 이해를 할 것이다. 뇌는 음식의 유혹과 몸뚱어리의 편안함이 주는 즐거움을 너무도 잘 기억한다. 앞서 '한 번 중독은 영원한 중독'이라 하지 않았는가.

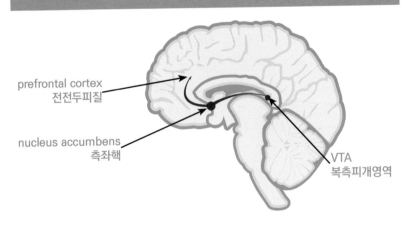

중독 : 쾌락중추 - 뇌 보상회로의 교란

prefrontal cortex
전전두피질

nucleus accumbens
측좌핵

VTA
복측피개영역

뇌에는 쾌락 중추가 존재한다. 쾌락 중추에 작용하는 신경전달 물질 중 도파민이라는 물질이 있는데, 도파민은 우리 뇌에 복측피개영역이란 곳에서 전달되어 나간다. 이 쾌락회로는 인간을 포함한 포유류에서 발견되는데 생존에 필수적인 뇌 부위다. 개체가 음식을 먹고 짝짓기를 하고 사랑하고 우정을 나누고 사회적인 관계를 이루는 등의 모든 활동에서 즐거움을 줘 동기 부여하는 역할을 한다. 이렇듯 쾌락 중추는 개체가 보존되기 위해서 반드시 필요한 뇌 기능이다.

중독이란 쾌락 중추가 필요할 때 이외에 과도하게 활성화되어서 그 기능을 상실해버린 상태를 말한다. 즉 머릿속에 쾌락 중추에 작동하는 브레이크가 고장 나서 멈추지 않는 것이다.

비만도 마찬가지이다. 음식을 적당량 섭취하면 포만감에 도달하고 더 이상 식욕을 느끼지 않아야 하는 게 정상이다. 그런데 비만 환자들은 식욕을 조절하는 기능에 문제가 생겨서, 음식에 대한 쾌락 중추가 과도하게 활성화되어 지속적으로 음식을 갈망하게 되는 상태가 되는 것이다. 음식에 의해서 쾌락 중추가 활성화되는 뇌 내 기전은 알코올, 마약, 도박 등의 다른 중독에서의 기전과 동일하다.

재발하지 않으려면 삶 자체가 변해야 한다

그렇다면, 재발을 막기 위해서는 어떻게 해야 하는가?

중독은 스스로 변화해야만 탈출에 성공할 수 있다. 변하지 않으면 영원히 그대로이거나 점점 더 나빠질 뿐이다.

다시 강조한다. 비만은 중독이다. 그래서 재발하는 것이다.
중독은 약이나 임시방편, 단기적 대처로 치료할 수 없다.
삶 자체를 변화시켜야 한다.

이 책에서는 심리학적 치료인 '12단계 비만 치료'를 통해서, 변화를 위한 방법을 제시하였다. 지금의 '뚱뚱한 나'에서 '날씬하고 균형 잡힌 인생을 살아가는 나'로의 완전한 탈바꿈을 시도해야 한다. 그래야 다이어트를 지속하여 살이 빠진 상태를 유지할 수 있다. 처음에 좀 덜 먹고 운동 열심히 해서 살 좀 빠졌다고 다시 이전의 삶으로 돌아가버리면, 요요는 뻔한 결과이다.

변화된 사람은 완전히 달라진 새로운 삶을 산다. 자기 몸을 관리하고, 자기의 생활을 잘 정돈하면서 하루하루를 의미 있게 살아간다. 그런 삶이 힘들 것 같은가? 몸이 가벼워지고 컨디션도 훨씬 더 쾌적해져서 인생이 활기차고 즐거워질 것이라고 장담한다. 또한 자신감이 생길 것이다. 체중 감량에 성공한 자신에게 박수를 보내주고 싶을 것이다. 세상도 다이어트에 성공한 당신의 끈기와 꾸준함을 인정하게 될 것이다.

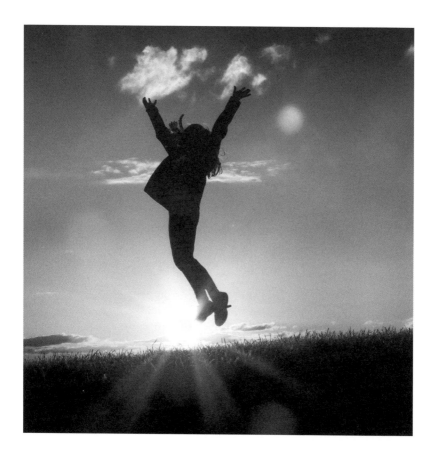

중독 환자의 변화 5단계

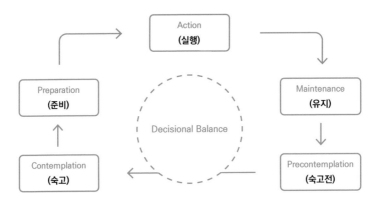

변화 단계 모델 (Stages of change model)

중독 환자들의 '변화 5단계'를 설명하겠다.

첫 번째 단계는 '숙고전 단계'(Precontemplation)'이다. 이 단계의 중독자는 자신의 문제를 전혀 자각하지 못한다. 그냥 중독 행위를 반복하면서 큰 불편감 없이 살아간다. 하지만 이미 환자의 중독 문제는 심각하게 고착화되어, 환자 인생을 갉아먹고 있는 상태이다.

두 번째 단계는 '숙고 단계'(Contemplation)'이다. 이 단계의 환자는 중독 문제로 인한 불편감을 조금 자각하기 시작한다. 그리고 이 중독 문제를 그만두어야 하는지 고민해본 적이 있다. 또한 잠깐 중독을 줄이기 위한 행동을 하기도 한다.

세 번째 단계는, '준비 단계(Preparation)'이다. 이 단계가 되어야 비로소 환자는 자신의 문제를 제대로 자각하고, 중독 행위를 멈추겠다고 결정한다. 그리고 문제를 해결하기 위한 구체적인 계획을 세우고, 중독을 끊기 위한 노력을 시작한다.

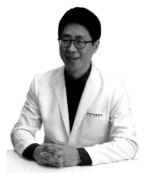

네 번째 단계는, '실행 단계(Action)'이다. 이 단계에서 중독자는 더 이상 중독 행위를 하지 않는다. 환자의 중독 문제는 멈춰졌고, 환자는 재발의 위험 요인을 피하려고 노력한다.

다섯 번째 단계는, '유지 단계(Maintenance)'이다. 이제 환자는 오랫동안 중독 행위를 하지 않고 살아가고 있다. 자신의 문제를 해결하고, 때로는 다른 사람을 돕기도 한다.

여러분은 '변화의 5단계' 중 지금 어느 단계에 속한다고 생각하는가? 만일 '난 아직 비만은 아니야, 다이어트는 전혀 필요치 않아.'라고 생각한다면 병식이 전혀 없는 숙고전 단계일 것이다.(객관적으로 정말 문제가 없는 경우는 제외) 이런 분들은 다이어트를 시작할 준비가 되어 있지 않다. 중독 치료에 있어서 숙고전 단계에 있는 분들은 적극적으로 치료할 수 없다. 안타깝지만 심각한 문제가 발생된 이후에 환자가 비로소 자각하게 되면, 그제야 치료가 가능할 수도 있다.

여러분이 "나 혹시 비만 아닌가?" 하는 걱정이 들지만 다이어트를 시작할 생각까지는 하고 있지 않다면, 지금 숙고 단계이다. 지금 본인의 몸무게와 건강 상태에 직면해보기를 권한다. 체중계에 올라가보자. 허리 사이즈를 재보자. 원래부터 이런 몸매로 살아가기를 원했는가?

비만에 대한 문제가 인식이 된다면, 그래서 "지금부터라도 더 늦기 전에 정말 다이어트를 해야겠구나." 하는 결심이 선다면 준비 단계다. 비만을 해결해야 한다는 뚜렷한 목적으로 이 책을 선택한 사람이라면, 아마도 준비 단계에 해당할 수 있을 것이다. 바로 구체적인 계획을 세워야 한다. 실행에 옮길 추진력이 필요하다.

이번 다이어트는 반드시 준비 단계를 넘어 실행 단계 그리고 다이어트에 성공하여 유지 단계까지 도달하시기를 바란다.

02

|

다이어트는
몸에 해롭다, 그러나!

다이어트, 고생은 고생이다

나는 강연 시 종종 '공부는 몸에 해롭다'고 이야기한다. 생각해보라. 공부가 몸에 얼마나 해로운지. 책상에 틀어박혀 몇 시간을 앉아 있으면 혈액 순환이 제대로 될까? 또한 관절에는 얼마나 무리가 가겠는가? 이렇게 몸에 무리를 주는 공부를 왜 해야 하는가?

다이어트도 그렇다. 다이어트가 몸에 해롭지 않냐는 질문을 정말 많이 받는다. 대답은 늘 "그렇다."이다. 늘 먹던 음식을 줄이고, 안 하던 운동을 하는데 몸에 좋을 리가 있겠는가. 하지만 우리는 다이어트를 하기로 했다. 비만인 채로 계속 살아갈 수 없기 때문이다.

의학적 관점에서는 치료했을 때 얻어지는 이득(benefit)이 치료를 하지 않았을 때 지속되는 해(harm)보다 많을 경우 그 치료를 시행하는 것이 옳다고 판단한다. 비만 치료에 있어서 다이어트도 마찬가지다. 살을 빼서 건강해졌을 때 얻을 수 있는 이득이 비만인 상태로 남아서 발생하는 여러 가지 문제들에 비해서 월등히 높다고 판단하기 때문에 다이어트를 하라고 권하는 것이다. 물론 이상한 다이어트를 해서 해가 월등히 많을 경우라면, 당연히 그런 다이어트는 하면 안 된다. 또한 너무 과체중인 상태에서 무리한 운동을 하는 것은 득보다는 실이 훨씬 더 많을 수 있기 때문에 조심해야 한다.

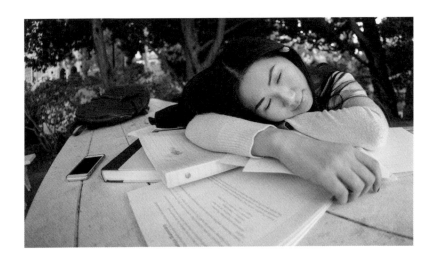

다이어트도 처음에는 몸이 적응하느라 고생을 할 수 있다. 다이어트 초기에는 부작용이 생기기도 한다. 피부에 변화가 생길 수도 있고, 과도한 피로감에 시달릴 수도 있다. 바로 항상성 때문이다.

이미 오래전부터 비만으로 살아왔다면, 몸은 그 상태에서 항상성 (homeostasis)을 유지하고 있다. 그런데 갑작스럽게 항상성이 깨지면 몸에 다양한 변화가 일어날 수 있다. 아마도 우리 몸은 놀라서 '너 도대체 왜 그래?' 할 것이다. 조금 더 무리하면 '정말 왜 그래, 그냥 하던 대로 살아!'라고 더 큰 저항을 보일 것이다. 오랫동안 적응하고 있던 몸 상태에서 변화가 찾아온 것이니, 몸이 얼마나 당혹스럽겠는가. 하지만 이 시기를 무사히 잘 보내고 나면, 몸은 다시 평형을 찾고 안정되게 된다. 오히려 다이어트를 진행하면서 더 건강해진다.

이렇게까지 해서 살 빼야 하나?

다이어트에 성공하고 멋진 몸매를 유지하는 셀럽들이 이렇게 말한다.

"저는 먹을 것을 다 먹으면서도 관리에 성공했어요."

아마도 이런 경우는 큰 어려움 없이 식이 조절이 되거나, 또는 먹을 것을 다 먹긴 하지만 소량씩 먹고 있다는 뜻일 것이다.

"나만 너무 힘들게 다이어트를 하는 게 아닌가?"
"뭔가 더 쉬운 방법이 있는 것은 아닐까?"

이런 생각에 빠져들지 말자. 다이어트에 왕도는 없다. '적게 먹고 많이 운동한다'는 원칙만 존재할 뿐이다. 스스로에게 맞는 전략을 꾸준히 유지해야 한다.

"이 세상 살아가면서 먹는 낙이란 게 얼마나 중요한데, 꼭 이렇게까지 해야 하나?"

이런 함정에도 빠져들지 말자. 물론 먹는 즐거움은 인간에게 정말 소중하다. 하지만 세상에 먹는 것뿐 아니라 우리가 누려야 할 즐거움과 행복이 참 많다. 식욕을 조절하지 못해 너무 많이 먹는 문제 때문에 다른 행복을 누릴 수 있는 기회가 훼손될 수도 있다.

평생 맛있는 음식을 먹지 말라는 뜻이 아니다. 삼겹살, 치킨, 떡볶이를 평생 끊으라는 소리가 아니다. 다만 조금 더 건강하게 먹자는 것이다. 먹는 즐거움을 조금 양보해서 다른 즐거움을 누릴 수 있는 기회를 잡자는 것이다.

다이어트에 대해서 너무 겁낼 필요는 없다. 처음엔 힘들고 부작용을 겪을 수도 있다. 그러나 그 기간이 지나면 더 건강한 삶을 살 수 있다. 장담하건대, 다이어트를 하지 않은 채로 사는 것보다 다이어트를 하는 것이 여러분의 인생에 더 득이 될 것이다.

03

요요는
반드시 찾아온다

요요를 어떻게 극복할 것인가?

힘들게 살을 뺐는데, 요요가 반드시 찾아온다니 끔찍한가? 안타깝지만 그렇다. 나는 물론이고 수많은 환자에게 요요, 즉 재발은 반드시 찾아왔다. 어떠한 중독이든 마찬가지이다. 알코올 중독에도, 도박 중독에도, 비만에도 재발의 위험성은 항상 도사리고 있다. 비만 치료에 있어서도 요요라는 재발 현상은 병의 생리상 당연하다.

우리는 모두 힘들게 인생을 살아가고 있다. 공부하랴, 입시 준비하랴,

취직 준비하랴, 회사 다니랴, 집안일 하랴, 육아하랴. 이렇게 바쁘게 살다 보면 어쩔 수 없는 상황이 생긴다. 야근하느라 운동을 못 하는 경우도 흔해지고, 회식 때문에 계획한 식이요법이 붕괴되고, 유지하던 생활 패턴이 무너진다. 일에 지치고 사람에 치이면서 스트레스가 쌓인다.

누구에게나 위기는 있다. 이러한 위기를 어떻게 극복해 나가는가를 터득하는 것이 필수다. 그래서 다이어트는 평생에 걸친 과업이다.

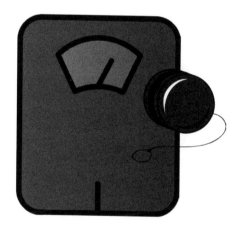

요요는 마음속에서 시작된다

재발은 예상보다 일찍 시작된다. 알코올 중독의 재발 과정에서 환자들이 다시 술을 마시기 시작한 시점을 재발의 시작이라고 보지 않는다. 환자의 재발은 그보다 전에 이미 시작이 되었다고 본다. 바로 '술을 절대 마시지 않겠다고 다짐했던 의지가 조금씩 무너져 내리기 시작한 상태'이다. '오늘 저녁에는 그냥 가볍게 맥주 한잔해도 되지 않을까?' 하는 마음이 떠올랐던 그 시기가 재발의 시작이다.

지긋지긋한 비만의 늪에서 탈출하겠다고 강한 의지를 먹고 다이어트를 과감히 시작했더라도, 시간이 지나면 의지가 점점 약해진다. 철저하게 지키던 식이가 힘들게 느껴지고, 열심히 하던 운동을 은근슬쩍 넘기게 된다.

'이만하면 되지 않았을까?'
'이제는 좀 편하게 먹고, 운동도 좀 쉬어도 되지 않을까?'
'아, 이렇게 살면 뭐 해?'

온갖 합리화가 가득 차게 될 때, 요요는 바로 찾아와 있다.

세상에 공짜는 없다

요요는 노력 없이 얻어진 쉬운 결과일수록, 극단적이고 급진적인 방법이었을수록 더 쉽게 찾아온다. 지방 흡입이나 다이어트 약물만을 사용한 체중 감량이 그러한 예다. 과도한 비만 상태이거나 특정 부위에 지방 제거가 필요할 경우 등에는 이러한 방법들이 필요한 경우도 있다. 하지만 생활 패턴이 근본적으로 변화되는 것은 아니기 때문에 시술 이후에 금방 다시 살이 쪄서 원상 복귀하는 경우가 많다.

반대로 철저히 스스로의 노력을 바탕으로 한, 점진적인 방법일수록 요요의 위험은 덜하다. 사람의 생활 태도 자체가 바뀌었으므로 다이어트를 유지할 수 있다.

'그냥 가만히 누워서, 약만 먹으면 살이 빠지는 다이어트'를 바라는 분들은 명심하기 바란다. 시중에 이러한 문구로 소비자를 현혹하는 다이어트 약들이 많지만, 이 세상에 그런 다이어트는 존재하지 않는다.

설령 그 약의 약리 작용으로 살이 빠진다 하더라도(어떤 성분의 약일지 모르지만), 요요를 포함한 부작용을 대가로 치러야 할 것이다. '세상에 공짜는 없다'는 것을 여러분도 잘 알지 않은가?

자기 자신을 검토하라

재발을 방지하기 위해서는 항상 자신을 검토하는 습관을 길러야 한다. 검토하는 방법은 12단계 비만 치료의 '검토 단계'에서 더 구체적으로 제시하겠지만 여기서 간단하게 세 가지를 소개한다.

1. 항상 체중을 재라.

2. 일지를 활용하라.

3. 몸무게의 리미트를 정하라.

미리 정한 몸무게의 리미트를 넘어가면 재발이라고 판단해도 좋다. 과감히 실패를 받아들여라. 지금의 실패를 인정하고, 바로 새로운 다이어트를 시작하면 된다. 우리는 실패를 통해서 배운다. 실패를 통해서 배우고 극복하면, 더욱 강해진다는 것을 명심하자.

늘 스스로를 검토하라. 요요는 반드시 찾아온다는 사실을 명심하라. 요요는 지금도 어디선가 당신을 노리고 있다.

실패와 실수, 합리화를 구분하라

비만 치료를 하다 보면 환자들이 실패와 실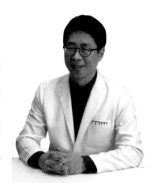
수를 구분하지 못하는 경우가 있다. 지금껏
잘해오다가, 어제 저녁에 못 참고 폭식을 했
다고 해서 '난 망했다. 다이어트 실패했네!'라
고 심하게 자책을 하는 것이다. 이것은 '실패'
가 아니라 '실수'다. 실수는 누구나 할 수 있다. 같은 실수를 하지 않
으려고 노력하면 된다.

하지만 그러고 바로 다음 날 또 실수를 한다면, 실수가 반복되어
체중 감량이 안 된다면, 오히려 체중이 늘어난다면 그것은 '실패'다.

'역시 난 망했다. 어차피 망한 거, 에라 모르겠다, 먹자!'라고 생각
한 적이 있는가? 이것은 실수가 아니라 합리화다. 어떤 사람들은 스
스로 도달하지 못할 목표를 세워놓고, 조금만 못 지켜도 심하게 자
책을 하면서 오히려 더 많이 먹으려고 한다. 그런 것도 무의식 중에
일어나는 합리화일 수 있다는 점을 기억하자.

04

더 많은 시간,
더 큰 노력이 필요하다

의지가 없으면 치료할 수 없다

중독을 치료할 때, 가장 중요한 것은 당연히 환자의 의지다. 알코올 중독 클리닉에서 치료적 의지가 전혀 없는 환자를 종종 본다.

수십 년간 술에 찌들어 살아온 환자의 술 문제가 얼마나 심각한가를 가족들이 곁에서 아무리 걱정하고 이야기해도 도무지 들으려고 하지 않는다. 건강이 악화되어 혈변을 보고 복수가 차올라도 괜찮다고 주장하면서 치료를 거부한다. 사실상 치료가 불가능하다.

비만 클리닉에서도 우선 환자의 의지 상태를 점검한다. 비만이 당장 죽을 병은 아니기 때문에, 너무 거부적인 환자에게는 치료를 잘 권하지 않는다.

분명히 뚱뚱하고 비만 상태라서 미적으로, 건강상으로 다양한 손실이 나타나고 있는데도 불구하고 '나는 괜찮아, 다이어트는 필요 없어.'라고 굳게 믿는 사람들 역시 치료적인 희망이 없다. 변화에 대한 동기가 생길 때까지 옆에서 지켜보는 수밖에 없다. 환자의 치료에 대한 열망이 확실할 때, 비만을 극복하고 새로운 삶을 살겠다는 의지가 출중할 때, 치료 효과도 크다.

여러분의 의지는 어느 정도인가? 비만의 악순환을 끊고 건강한 삶을 살고 싶은 의지가 확실한가? 만일 그러한 의지가 확실하다면, 이 책에서 제시하고 있는 다양한 방법 또는 지금까지 모아온 여러 가지 정보를 종합해서 계획을 짜고 다이어트를 시작하면 된다. 이미 하고 있다면, 다이어트를 꾸준히 잘 유지하면서 생활을 바꾸어나가면 된다.

노력은 제곱의 효과를 낸다

그릿(Grit)이라는 단어를 들어본 적이 있는가? 미국의 심리학자인 앤젤라 더크워스가 저서 『그릿』에서 개념화하였다. 그릿이란, 어떤 일을 꾸준히 추진해 나가는 끈기와 노력이다. 성공에 있어서 재능도 중요하지만, 한 가지 목표를 달성하기 위한 변함없고 지속적인 노력이 매우 중요하다고 한다.

$$성취 = 재능 \times 노력^2$$

이 이론은 다이어트에서 특히 중요하다. 다이어트를 할 때, 아무래도 더 재능이 뛰어난 사람들이 유리할 것이다. 운동 신경이 더 뛰어난 사람이라면 더 쉽고 효율적으로 살을 뺄 수 있을 것이다. 초고도 비만 환자보다는 고도 비만 환자가 다이어트에 성공할 확률이 더 높을 수도 있다. 그러나 다이어트에 성공하기 위해서는 노력이란 것이 반드시 필요하다. 그리고 재능보다 더 중요하다. 노력은 제곱의 효과를 내기 때문이다.

운동 신경이 안 좋고, 비만율이 더 높다고 절대 위축될 필요는 없다. 지금부터 꾸준히 노력한다면, 불과 멀지 않은 시간에 상황은 완전히 달라질 것이다. 만일 내가 다이어트를 하고는 싶은데 하나도 노력을 하지 않는다고 생각해보자. 공식에 따르면 노력이 0이니 '다이어트'라는 성취 역시 '0'이 된다. 다시 한번 강조하지만 노력하지 않고 얻어지는 성공은 없다.

더 많은 시간이 필요하다

그러나 뭔가 하는 것 같은데 여전히 살이 안 빠진다면, 꾸준함을 체크해보라. 그런데 간혹 꾸준한 노력을 잘못 이해하는 환자들이 있다.

"선생님, 제가 이번 주에는 식사량을 확 줄여서 하루에 한 끼 식사만 하기로 했어요."

그 환자는 다음 진료 시간에는 이렇게 말했다.

"이번 주에는 필라테스 강습을 받았어요, 너무 힘들어요."
"그럼 식사량은요?"
"아, 그건 너무 힘들어서 그만뒀어요. 운동 열심히 하고 먹고 싶은 건 먹으면서 살 뺄래요."

그러다 또 다음 주 진료 시간에는 말한다.

"선생님, 저 다 그만두고 살이 빠진다는 차를 사서 마시기로 했어요."

이 환자는 3주간 나름대로 식이 조절도 해보고, 운동도 해보고, 살을 빼는 데 도움이 된다는 차도 사서 마셨다. 그러나 결국 아무런 효과를 얻지 못했다. 제대로 된 노력이었을까? 이 환자는 꾸준하지 않았다.

어떤 일이든, 시작하고 나서 일정 수준에 도달하기 위해서는 시간이 필요하다. 오늘 한 끼 줄였다고, 오늘 하루 나가서 뛰었다고 살이 빠질 리 없다. 성공하기 위해서는 상당 시간 동안 꾸준히 유지를 해야만 한다. 그런데 그 '상당 시간'이란 것이 생각보다 길 수도 있다.

더 큰 노력이 필요하다

나는 3년 정도 집 근처 하천길을 뛰면서 운동을 했다. 처음에는 3km도 헐떡거렸지만 거리는 점점 늘어 5km가 되었다. 다이어트는 성공이었고 그렇게 유지를 해나갔다. 그러나 경기도 안산으로 근무지를 옮기며 나는 바빠졌다. 이 위기를 빨리 알아차리고 대책을 세워야 했지만 그러지 못했다. 결국 비만은 재발하여 몸무게가 늘었다.

정신을 차렸을 때는 다시 이직하여, 서울 강남의 한 대학병원에서 근무하고 있었을 때였다. 나는 다시 다이어트를 결심하고, 집 근처 하천길로 나갔다. 그런데 이전처럼 5km를 뛰기 시작한 지 몇 주가 지나도 생각보다 변화가 없었다. 그동안 몸의 대사량이 줄어들었던 것이다. 앞서 했던 노력에 대한 내성도 생겼을 것이다. 결국 나는 거리를 더 늘려 7km를 뛰었다.

스스로는 뭔가 열심히 하고 있는데도 불구하고 효과가 나타나지 않는 다면, 보통 더 많은 노력이 필요한 경우들이 많다. 자기가 생각하는 '열심히'라는 기준이 실제로는 부족할 수도 있는 것이다.

우리가 무엇인가를 성취하고자 할 때, 인생은 항상 생각보다 더 많은 노력을 요구한다. 나름대로 열심히 했다고 생각하는데도 만족할 만한 결과가 나오지 않는다면 결국 노력이 부족한 것이다.

물론 그렇다고 무조건 운동을 더 늘리라는 뜻은 아니다. 식이 조절이나 보조적인 치료를 병행할 수도 있고, 다른 운동으로 전환을 해볼 수도 있다. 전문가에게 상담을 받아보는 것도 좋다.

어떤 다이어트 방법을 택하든 그 방법이 효과가 어느 정도 검증된 방법이고 또한 건강에 무리가 되지 않는다면, 꾸준히 그 방법을 유지하라. 그리고 노력하라.

● 자신의 상태를 직면하라 : 비만도 체크해보기 ●

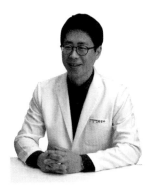

'내가 비만인 것은 알겠는데, 그래서 뭔가 하긴 해야겠는데, 또 한편 생각해보면 아주 심한 건 아닌 것 같다. 다이어트를 하자니 두렵다. 운동을 하자니 귀찮기도 하다.'

이러한 상태가 가장 문제일 것이다. 이럴 때는 거울 앞에 서보자. 자신의 모습을 직면하는 것은 매우 중요하다. 체중계에 올라서보자. 또한 허리 사이즈를 측정해보도록 하자. 대한비만학회에서는 허리 사이즈가 남성 90cm 이상, 여성 85cm 이상일 때 복부 비만이라고 판정한다.

그리고 냉정하게 나의 BMI(body mass index)를 체크해보자. BMI는 키와 몸무게를 가지고 대략적인 비만도를 가늠하는 척도라고 생각하면 된다. 대한비만학회에서는 BMI 25 이상을 비만이라고 규정한다.

$$\text{BMI 지수} = \frac{\text{몸무게(kg)}}{\text{키(m)} \times \text{키(m)}}$$

예시)
몸무게 70kg 신장 175cm일 경우,
70 ÷ (1.75 × 1.75) = 22.85

좀 더 정확한 비만도를 확인하기 위해서는 병원이나 건강센터에서 체성분검사(인바디)를 해보는 것도 도움이 된다.

혹시 저항이 느껴지는가? 두려움이 올라오는가? 그런 이유로 비만도를 확인하지 못하고 있다면, 앞으로는 투철한 의지가 필요할 것이다.

반드시 다이어트 시작 전 자신의 상태를 측정하고 기록해두어야 한다. 이 데이터는 추후에 다이어트를 진행하면서 계속 비교해야 하는 기준점이 될 것이고, 체중을 유지하다가 재발했을 경우에도 상황을 판단할 수 있는 절대 수치가 되기 때문이다. 체중은 매일 측정해야 한다. 항상 같은 시간 동일한 상태에서 측정하고 기록해두자. 다이어트에 필수 사항이다.

05

|

매일매일
작심삼일을 극복하라

다이어트 초기가 가장 위험하다

비행기를 타고 여행을 하다 보면, 난기류를 만날 때가 있다. 다이어트를 하는 동안에도 위기를 맞을 수 있다. 비행기는 주로 이륙할 때와 착륙할 때 사고가 가장 많이 난다고 한다. 비행기가 일정 고도를 유지하고 순항할 때는 위험 요소를 쉽게 피할 수 있고 설령 만나더라도 추락하는 경우는 거의 없다.

우리의 다이어트도 비슷하다. 일단 다이어트가 어느 궤도에 오르면 위기를 쉽게 피하거나, 설령 피하지 못해도 잘 극복해나간다. 문제는 다이어트 초기, 즉 비행기가 이륙할 때다. 식이요법과 운동요법은 아직 자리를 잡지 못했다. 아직 심리적인 각성도 이루어지지 않았기 때문에 의지는 매일 흔들린다. 배는 고프고 기운도 없다. 어제 한 운동 때문에 온 삭신이 다 쑤신다. 아프고 귀찮아서 오늘은 운동을 나가기 싫어진다. 대부분 이러다가 며칠 만에 다이어트를 철회하게 된다.

계획은 작고 짧고 나에게 맞도록 잡아라

작심삼일이 문제라면 기억하라.

"계획을 작게 그리고 짧게 잡아라."

정신건강의학과에서 행동 치료를 할 때는 목표를 정한다. 환자의 능력에 따라서 목표 수준을 결정하는데, 처음부터 너무 원대한 목표를 설정하면 제대로 노력도 안 해보고 일찌감치 포기해버릴 수 있기 때문이다. 자신이 얼마나 해낼 수 있는가를 바르게 자각하는 것도 필요하다.

작심삼일 정도는 할 수 있다면, 우선 일주일 정도로 목표를 잡아보기를 바란다. 딱 일주일만 식이요법과 운동을 해보는 것이다. 그리고 그 일주일을 달성하면, 그다음 일주일의 목표를 설정한다. 만약 일주일 목표에 실패한다면 더 줄여서 5일, 4일로 좁혀서 잡는다.

계속해서 작심삼일을 넘기지 못하고 번번이 무너진다면 약물 치료와 같은 외부적인 힘을 빌리는 것도 방법이다. 식이 조절이 자리를 잡고 심리적인 무장이 될 때까지 시간이 필요하기 때문이다. 이 책에서 제시한 치료법들과 다이어트 팁들을 활용해서 자신을 옭아매도록 하자.

그래도 잘 안된다면, 목표는 오늘 하루로 잡아라.

'오늘 하루'를 목표로 하라

누구나 맛있는 음식을 실컷 먹고 싶은 욕구가 있다. 철저한 식이 관리를 오랜 기간 성공한 사람이라도 진수성찬이 눈앞에 차려지면 식욕을 무시하기가 쉽지 않다. 그런 상황이라면 이렇게 다짐하자.

"오늘만 참고 내일은 꼭 먹겠다!"

알코올 중독 환자들은 '오늘 하루만 산다'는 자세로 살아간다. 그들에게 목표는 오직 오늘 하루만 술을 입에 대지 않는 것이다. 내일이 되면 또 목표는 '오늘 하루만 단주하는 것'이다. 그렇게 쌓은 단주가 10년이 넘는 환자도 늘 이 자세를 잃지 않는다.

다이어트 초기의 괴로움이 평생 지속되는 것이 아니다. 처음부터 너무 겁먹을 필요가 없다. 다이어트가 어느 정도 자리를 잡고 체중 감량이 이뤄지면, 그 이후에 균형 잡힌 식사를 권장한다. 이때쯤 되면 늘어났던 위가 줄어들고, 운동과 같은 신체 활동도 습관이 되어 과식을 하려고 해도 잘하지 못하게 된다. 또한 음식에 대한 갈망도 이전보다 훨씬 줄어든다. 처음보다 다이어트를 유지하는 것이 훨씬 수월하다.

"오늘 하루만 하지 않는다."라고 생각하고 하루를 살아보자. 그렇게 모아진 하루하루가 나중에 돌아보았을 때 여러분의 인생을 바꾸어놓은 요소가 되어 있을 것이다. 이 책의 체크리스트를 잘 활용해보기를 바란다.

100일의 중요성

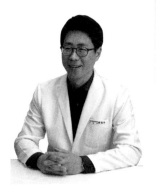

100일은 생물학적으로 의미가 있다. 인간
이 대략 100일 정도 특정 행동을 유지하면,
뇌 내에서 이 행동에 대한 신경회로가 형성되
어 습관으로 굳어진다는 보고가 있다.

나도 아침에 일어나면 습관처럼 수영장으로 향하는데, 나의 뇌도
반복적으로 훈련을 통해 이러한 행동이 정착된 것이다.

심리적으로도 100일이란 의미는 중요한데, 인간이 100일간 같은
행동을 지속하면, 심리적으로 그 행동을 유지하려는 항상성이 생겨
난다고 한다. 시중에는 '100일의 기적'과 같은 내용의 책들이 소개되
어 있다. 연인들 사이에서도 첫 만남 이후 100일에 의미를 부여하지
않는가. 꼭 심리학적 지식에 바탕을 두지 않더라도, 인간관계에서
자연스럽게 받아들여지는 일종의 룰이기도 하다.

알코올 중독 치료에서는 100일을 굉장히 중요시 여긴다. 중독 치
료 12단계 기준, 약 12주 정도의 시간이다.

나 역시 다이어트를 할 때, 100일 작전을 제시한다. 환자들에게 100일간의 치료 세팅을 하고, 환자 각 개인에 맞는 약물 치료, 식이 조절, 운동 처방 등을 정한다. 그리고 최소한 100일 동안은 유지하도록 하면서 모니터링을 한다. 마치 단군 신화의 곰이 100일간 마늘과 쑥을 먹으며 힘든 시간을 견디고 새로운 삶을 쟁취해낸 것처럼 말이다.

이 100일간의 초기 세팅에서 환자가 어느 정도 체중 감량에 성공한다면, 이후부터는 중장기적인 전략을 준비해야 한다.

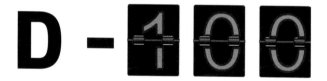

06

스트레스에
잡아먹히지 마라

우리는 왜 폭식할까?

순간을 못 참고 폭식을 한 이후에 심한 죄의식과 우울감과 죄책감에 시달리는 사람들이 있다. 평소에는 식사량이 많지 않은데, 스트레스를 심하게 받는 등 기분 변화에 따라서 갑자기 폭식을 하는 경우이다. 식욕은 단순히 배고픔에 대한 생리적 작용 기전뿐 아니라 쾌락회로에 의한 중독적인 갈망이 관여한다. 심리적, 사회적 요인 외에 여성의 생리적 인자까지 모두 관여할 수 있다. 그러므로 여성의 경우에는 생리 주기에 따라서 이러한 현상이 나타나기도 한다.

폭식을 하는 대부분의 사람은 살을 빼야 한다는 강박관념이 강한 사람들이다. 평소에는 절제된 식이를 위하여 노력하고, 비만을 경계한다. 다이어트나 건강한 식이에 대한 책을 찾아보고 여러 차례 다이어트를 시도한 적이 있을 것이다. 그러다 화가 나거나 힘든 일을 겪었거나 우울감을 느끼는 등 스트레스를 받으면 폭식을 하게 되는 것이다. 드물게는 즐겁거나 기분이 좋을 때 폭식을 하는 경우도 있다.

그렇게 평소보다 과도한 양의 음식을 먹고 나면, '나는 음식을 조절할 수 없다'는 조절 상실감을 느끼고 극도로 좌절하게 된다. 심하면 토하는 경우도 있다.

스트레스에 잡아먹히지 마라

폭식에는 음식을 통한 자기 보상의 '무의식'이 내포된 경우가 많다. 하지만 '의식'의 레벨에서 음식을 많이 먹는 행동을 받아들일 수 없으니, 이두 의식 간 불일치에서 더욱 우울해질 수밖에 없는 것이다.

중독 치료를 하면서 스트레스 관리는 매우 중요하다. 폭식을 하는 사람들에게는 '스트레스 ⇒ 폭식'이라는 연결 고리가 이미 형성되어 있는경우가 많다. 이 연결고리를 다른 걸로 바꿔야 한다. '스트레스 ⇒ 신나는 운동' 이런 식으로 말이다. 그리고 평소 스스로 스트레스를 관리하는 법을 익히고 연습해야 한다.

간단한 스트레스 관리 팁을 소개하겠다.

우선 앉은 자리에서 온몸에 힘을 최대한 빼고 편안하게 몸을 늘어뜨리고, 천천히 호흡한다. 이때 숨을 코로 들이마셔도 좋고 입으로 들이마셔도 좋다. 그러다 천천히 들이마신 숨을 잠깐 2초간 참고, 천천히 코로만 내쉰다. 이 호흡을 안정이 될 때까지 조금 반복한다.

음식 말고 더 좋은 보상을 찾아라

음식은 자신에 대한 좋은 포상이기는 하다. 맛있는 음식이 주는 맛과 향, 포만감이 가져다주는 편안함은 큰 위안이 될 수 있다.

하지만 다이어트를 하기로 결심하지 않았는가. 맛있는 식사로부터의 위안은 잠시만 미뤄두기로 하자. 지금까지 음식한테 너무 많은 위로를 받았기 때문에 살이 쪘을 수도 있다. 소중한 자신에게 줄 더 좋은 보상을 생각해보자. 먹는 것 말고!

폭식장애에 대하여

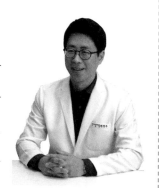

　　정신건강의학과에서는 심하게 폭식을 하
는 경우 폭식장애(Binge-eating disorder)라
고 진단하기도 한다. 폭식장애는 말 그대로
폭식이 특징이다. 매우 빠르게 먹거나 배가
불러서 불편해질 정도까지 먹고, 또 배가 고
프지 않으면서도 많은 양의 음식을 먹는다. 이때 먹는 양은 보통 사
람이 동일한 시간에 먹는 양보다 '매우 매우 월등히' 많다. 폭식 후에
혐오감, 죄의식, 우울감을 심하게 느낀다.

　　비슷한 질병 중에 신경성 폭식증(Bulimia nervosa)도 있다. '대식
증'이라고도 불리는데 이 병 역시 일정한 시간 동안에 확실히 많은
양의 음식을 먹으며, 체중 증가를 방지하기 위한 부적절한 보상행동
을 반복한다.

　　예를 들면 스스로 구토를 유도하든가, 설사제, 이뇨제, 기타 약제
를 남용한다. 무작정 굶거나 매우 과도한 운동을 한다.

'신경성 식욕부전증(Anorexia nervosa)'이라는 질환도 있다.

'거식증'이라고도 불리는 질환으로 체중 미달 상태임에도 불구하고, 체중 증가 혹은 뚱뚱해지는 것에 대한 극심한 공포로 인하여 체중 증가를 방해하는 행동을 지속적으로 하는 것이다. 구토를 하거나 이뇨제, 설사제를 남용하는 행동이다. 심하면 관장을 하기도 한다. 보통 자신의 체중 및 체형에 대해서 상당히 왜곡된 생각을 가지고 있어서, 극심한 저체중임에도 불구하고 살이 쪘다고 생각한다.

이런 분들은 정신건강의학과적 치료가 필요한 경우가 많으며, 건강 상태도 매우 위험하여, 때로는 입원 치료를 고려하기도 한다. 하지만 위의 질환들은 정신의학에서 명확한 진단 기준이 마련되어 있기 때문에, 몇 가지 특성이 일치한다고 해서 앞에서 언급한 질환에 걸렸다고 생각하면 안 된다. 만약 필요하면 정신건강의학과에서 상담을 받아보면 된다.

07

전문가의
도움을 받아라

모르는 길을 갈 때는 물어봐라

"선생님, 제가 나름대로 다이어트를 한다고 하는데 몸무게는 조금 빠지는 듯하다 그대로예요. 심지어 오늘은 300g 늘었어요. 왜 그런 거죠?"

열심히 노력해도 살이 잘 안 빠져서 좌절감을 느끼는 사람이라면 우선 '현재 하고 있는 다이어트 방법이 적절한가?' 그리고 '정말 충실히 잘 실행하고 있는가?'를 검토하라. 그리고 조금만 기다려보라. 비만으로 살아온 시간이 긴 만큼, 빠지는 데도 그만큼의 시간이 필요할 수도 있다.

그러나 충분히 노력하고 있고 또한 오랜 시간을 들였는데도 유의미한 결과가 나오지 않는다면 어떻게 할까? 우리가 잘 모르는 길을 갈 때, 그 길을 잘 헤쳐 나가려면 그곳에 대해서 잘 알고 있는 사람의 뒤를 따라가는 것이 가장 효과적이고 안전한 방법일 것이다.

전문가를 만나 전략을 세워라

다이어트도 마찬가지다. 잘 알지 못하는 지식이나 불확실한 정보를 가지고 다이어트를 하는 것보다, 전문가의 조언을 들어보고 그들이 제시하는 해법을 따르는 것이 도움이 된다.

식이요법의 경우도 처음에는 전문가들이 추천하는 증명된 방법을 따라 해보는 것이 좋다. 그러면서 차츰 자신에게 맞는 레시피를 찾아가야 한다. 병원에서 나의 영양 상태를 체크해보는 것도 필요하다. 자신의 비만 수준과 특징에 따라서 적절한 전략을 찾아야 한다. 영양 전문가나 의사에게 도움을 청하라.

운동요법의 경우에도 혼자서 무리한 운동을 하기보다는 운동 전문가의 도움을 받는 것이 좋다. 또한 운동량을 정할 때도 운동 코치가 있는 경우가 더 나을 것이다. 운동 자체가 힘들기 때문에 혼자서는 최대의 운동 효과를 끌어내기가 쉽지 않기 때문이다. 또한 무작정 너무 무리한 수준의 운동을 하다 보면 안전사고의 위험성도 생긴다. 개인 지도를 받는 것이 가장 효과적일 수 있지만, 단체로 지도를 받는 것도 못지않은 결과를 낼 수 있으니 꼭 고액의 개인 강습을 찾을 필요는 없다.

확실하고 전문적인 정보를 따르라

꼭 전문가를 직접 '만나야만' 하는 것은 아니다. 그들의 지식이 담긴 책이나, 블로그, 유튜브 영상들도 잘 습득할 수 있다면 모두 괜찮다. 이 책에 담긴 '12단계 비만 치료'를 따라 해보자. 먼저 중독에서 벗어난 사람들의 경험에서 비롯하여 만들어진 치료이기 때문이다.

내게 도움을 줄 수 있는 올바른 전문가를 찾았다면, 그들의 의견에 충실하게 따르도록 노력해보자. 전문가의 말을 무시하고 자신만의 방법을 고집하려는 것은 경계해야 하는 나의 저항일 수 있으니까.

물론 전문가의 말만 무조건 맹신을 해서는 안 된다. 또한 제대로 된 전문가를 구별할 줄도 알아야 한다. 현명한 사람이라면 그저 광고성 사례들로 가득 찬 다이어트에 현혹되거나, 많은 돈을 요구하는 치료법이나 그저 먹기만 하면 빠진다는 허황된 꼬임에 넘어가지 않을 것이다.

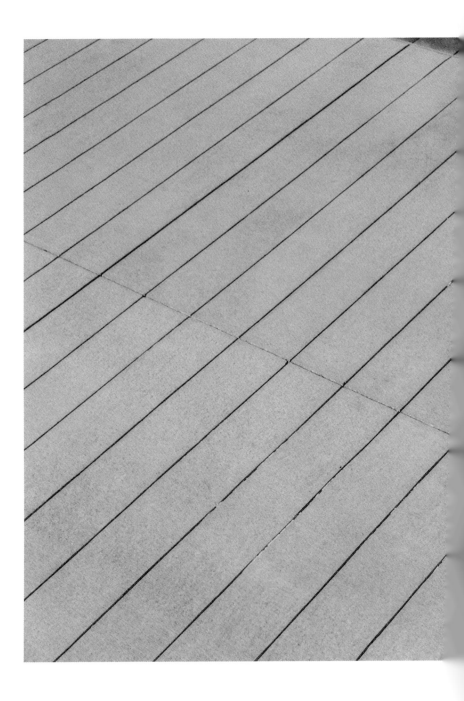

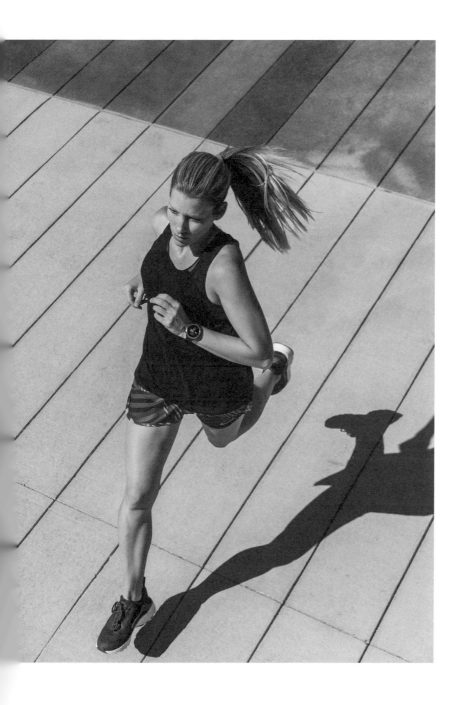

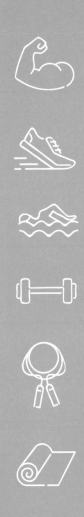

3장

다이어트에서
승리하는
5가지 법칙

01

지금 바로
시도하라

상상하라, 실천하라, 성취하라

주변에서 다이어트 성공 사례를 듣다 보면 '나도 저렇게 할 수 있어!'라는 희망을 보는 경우도 있고, 반대로 '난 못 할 것 같아. 어떻게 매일 저렇게 살아?' 하면서 지레 먼저 포기하게 되는 경우도 있다.

전자의 경우는 어느 정도 동기 부여가 된 것이니, 빨리 다이어트를 시작하면 된다. 누군가의 성공 사례를 똑같이 따라 해도 좋고, 나에게 맞는 적절한 방법을 찾아도 좋다. 사실 다이어트는 '적게 먹고 많이 운동한다'

는 원칙이 중요한 것이지, 방법은 다양하다. 또한 누군가에게는 최고의 방법(golden choice)이어도 다른 누군가에게는 효과도 없고 부작용만 초래할 수 있다.

지금 자신의 환경에서 당장 시작할 수 있는 식이요법과 운동요법을 정하고, 바로 실행하라. 그리고 '날씬해질 나의 모습'만을 상상하면서 한 걸음 한 걸음 나아가라. 항상 마음속에서 나의 달라진 모습을 상상하면서 다이어트를 하면, 분명 그 모습에 다가가고 있는 자신을 발견하게 될 것이다.

다이어트는 그 효과가 확연히 나타난다. 특히 비만도가 높은 사람일수록 외연적인 차이가 크게 나타나기 때문에, 다이어트를 통해서 성취감을 얻는 것도 충분히 가능하다. 어찌 보면 다른 사회적인 활동이나 공부보다도 자신의 노력 여하에 따른 확실한 결과를 안겨주는 게 다이어트이다. 희망을 갖자. 이대로만 유지하면 곧 날씬한 허리선을 가질 것이다. 곧 복근을 세상에 드러낼 수 있을 것이다.

싫어도, 미루고 싶어도, 일단 시작하라

후자의 경우는 대부분 제대로 시작도 못 하고 주저하는 사람일 것이다. 모든 사람이 다이어트를 시작하기에 앞서 엄청난 심리적 저항에 부딪힌다. 자신의 문제를 바로바로 자각하고 실행에 옮기는 현명한 사람은 세상에 별로 없다.

우리는 모두 자신의 문제를 인정하고 싶지 않다. 그냥 그대로 살고 싶다. 그대로 살면서 그냥 공짜로 원하는 것을 얻고 싶다. 이게 인간의 본성이다.

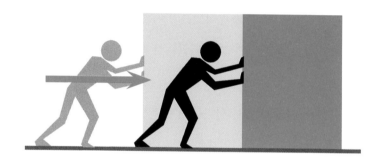

'최대정지 마찰력(maximal static friction force)'을 아는가? 물체를 밀때 가장 마찰력이 큰 시점은, 물체가 움직이기 직전이다. 즉 시작할 때 가장 큰 저항을 받는다. 무언가 마음을 먹고 실행에 옮길 때가 가장 힘들다는 소리다.

다이어트를 시작하기 전, 최대정지 마찰력이 가장 크게 느껴질 것이다. 그럴 땐, 머릿속에 온갖 저항들을 하나도 생각하지 말고, 자기 자신을 다이어트의 세계에 과감히 던져야 한다.

무언가 큰일을 시작하려면 대단한 결심을 하고, 준비하고, D-day를 정하고, 세레모니를 해야 한다고 믿는 사람들이 있다. 나는 그런 것들을 저항으로 해석한다. 왜냐하면 그러느라 아직 시작도 못 하고 있는 사람이 많기 때문이다.

많은 중요한 일들이 한순간에 결정되고 실행에 옮겨진다. 나중에 돌아보면 그때 왜 갑자기 그 일을 시작했는지 기억이 나지 않는 경우가 많다. 나도 지금 이 책을 왜 갑자기 쓰게 되었는지 가물가물하다.

알코올 중독을 치료하면서 환자들에게 온갖 다양한 신호(cue)를 전달한다. 그러나 환자들은 주치의가 던지는 미끼를 무시하고 자기 멋대로 하다가 실패를 반복한다. 그러다 어느 순간, 어떤 계기로 결심하고 시작한 후 현재까지 유지하며 지내는 환자들이 많다. 주치의는 묻는다.

"왜 그때 시작하셨어요?"

대부분 환자들의 대답은 이렇다.

"잘 모르겠어요, 하하."

물론 그들은 왜 해야 하는지에 대해 주변 가족, 친구들, 주치의, 병원 교육에서 지겹게 들어왔을 것이다. 그러나 그때까지 대부분 무시하고 결심을 하지 않았다. 그러다가 왜 바로 그때 그 결정을 내린 것인지 잘 기억하지 못한다.

다이어트를 시작하지 못하고 저항 중인 사람에게 지금 이 책을 읽고 있는 이 순간이 그 우연한 결심의 계기가 되기를 기원한다. 지금 시작하면 된다. 왜 지금이냐고? 이유는 모른다. 그냥 시작하는 것이다. 마치 목욕탕 뜨거운 물에 들어갈 때 눈 딱 감고 몸을 확 담그듯이, 다이어트에 나 자신을 던지는 것이다.

막상 시작해보면, 처음에 생각했던 것만큼 힘이 들지는 않을 것이다.

02

무기를 들고
싸워라

여태껏 해온 '실패한 방법'으로 또 시작할 것인가?

"제가 격투기 선수랑 맞짱을 뜨면 어떻게 될 것 같으세요?"

실제로 이 질문은 내가 중독 환자들을 대상으로 자주 하는 질문이다. 이 질문을 받는 청중들은 웃는다. 나를 안타깝게 보면서 승리의 가능성을 조금은 인정해주는 사람들도 있다. 그러나 내가 의사를 그만두고 5년간 수련한다 하더라도, 20년간 평범한 의사로 살아온 내 몸이 격투기 선수를 이겨낼 만큼 변화될 수는 없을 것이다.

여러분과 앞으로 여러분이 상대해야 하는 중독이라는 적도 마찬가지다. 식이 중독은 아마도 다른 중독보다 더욱더 강력한 상대일 것이다.

그렇다면 어떻게 해야 하는가?
어떻게 해야 이길 수가 있단 말인가?

우선 맨몸으로는 도저히 답이 안 나온다는 것을 깨닫고 인정해야 한다. 맨주먹으로 어찌 격투기 챔피언을 이기겠는가? 아무런 준비 없이 맞서 싸우면서도 '혹시나 이길 수 있지 않을까?' 하는 기대를 갖고 있다면 과거를 돌아보라. 지금까지 그저 "살 빼야지, 빼야지." 하면서 지내온 세월들이 정답을 이야기해주고 있을 것이다. 그냥 해서는 당연히 이길 수 없다. 이 사실을 인정해야 한다.

다이어트라는 전쟁에서 전략을 짜라

인정했는가? 그렇다면 이제 적절한 무기를 집어 들어야 한다. 자신보다 강력한 상대를 제압하려면 전략이 필요하다. 도움이 될 만한 다양한 방법을 적용해야 한다. 상대와의 차이를 극복할 만한 도구를 손에 쥐어야 현실적으로 승리할 수 있지 않겠는가!
물론 반칙인 도구를 사용하면 안 된다. 몸에 안 좋은 다이어트 약제를 장기간 복용하거나, 효과를 알 수 없는 방법을 사용하는 것, 다이어트에 과도한 지출을 하는 것, 직장을 못 다니고 학교에 못 갈 정도로 건강을 해치는 행위도 전혀 추천하지 않는다. 모두 다 '반칙'이다.

적절한 도구를 사용하는 것은 다이어트라는 전쟁에서 승리하기 위한 '현명한 선택'이다. 적당히 운동하고 먹을 것 다 먹으면서 다이어트에 성공한다면, 마치 내가 맨몸을 단련하여 격투기 선수를 맨주먹으로 쓰러뜨리는 것과 비슷한 정도의 대단하고 이상적인 상황이다. 그러나 교과서에서나 나올 법한 이상적인 방법으로 다이어트에 성공할 사람이라면 지금 이 책을 읽고 있지 않을 것이다.

안타까운 사실은 많은 환자가 강력한 상대를 앞에 두고 별다른 계획이나 대책 없이, 그냥 알아서 상대가 져주기를 희망한다는 것이다.

이런 환자들을 옆에서 지켜보고 있으면 참 답답하게 느껴진다. 아무런 노력도 하지 않는데 결과가 좋기를 기대할 수가 있겠는가? 많은 환자들이 병원에서 하는 방법에 관심을 갖지 않고, 자신만의 방식을 고집한다. 그러나 환자들이 지금까지 해온 방식이라는 것은 대부분 별다른 노력도 하지 않고 변화도 거부하는 방식이다.

비만 극복은 전쟁이고 전투다. 다이어트에 성공하려면, 전략을 잘

짜야 한다. 자신에게 잘 맞는 전략을 짜서 실행에 옮기고 부단히 노력해야 성공할 수 있다. "적을 알고 나를 알면 백전백승이다!"란 옛말이 있지 않은가.

우선 상대가 누구인지 파악을 해보자. 상대는 중독 중에서도 코카인의 몇 배의 파워를 지닌 탄수화물이다. 반면에 자신은 어떠한가? 나는 40대 중반에 접어들면서 몸의 신진대사가 뚝뚝 떨어지고, 조금만 운동을 해도 온갖 관절이 삐걱거린다. 최근에는 흰머리도 부쩍 늘어서 세월을 더욱 실감하게 한다.

적의 강력함을 확실히 알았고 자신의 부실함을 인정했다면, 이 책의 후반부에 정리해놓은 도구들을 공부할 준비가 된 것이다. 적절한 도구를 선택하고 스스로 연마해야 진정한 나만의 무기로 활용할 수 있다. 이제부터 여러분은 전사다.

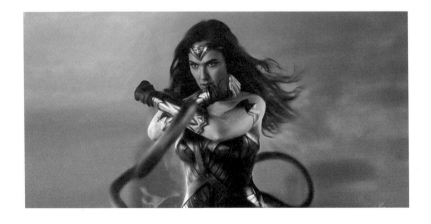

03

비만과 중독을
인정하라

교만해서는 안된다

다이어트에 있어서 가장 경계해야 하는 적은 바로 '교만'이다. 중독자
는 항상 '겸손'을 잃으면 안 된다. 겸손이 무너지는 순간 재발은 바로 코
앞에 와 있을 것이다.

알코올 중독 환자가 술을 만만하게 보고, 자신을 훨씬 더 위대한 존재
라고 생각한다면 결과가 어떻겠는가? 그 환자는 절대 술을 끊지 못할 것
이다. 마찬가지로 비만을 쉽게 보고 자신은 매우 의지가 높은 사람이라

고 생각한다면, 결과는 비만뿐이다.

교만은 다이어트를 하는 동안의 모든 단계에서 도사리고 있다. 이미 비만이 상당 수준임에도 불구하고 전혀 문제를 자각하려 하지 않는 사람들의 마음속을 지배하는 것은 '교만'이다. 자신의 문제를 일부 자각을 하였으나 실행에 옮기지 않고 저항하고 있는 사람들의 마음속에도 역시 교만이 있다. 이미 실패했던 자기 멋대로의 방법을 고집하려고 하는 것도 역시 교만이다. 어쩌다 다이어트에 성공하고 나서 '나는 언제든지 내가 원할 때 살을 뺄 수 있어!'라고 자부하는 것도 매우 교만한 생각이다.

자신은 문제가 없고 세상이 문제라고 핑계를 대는 것도, 제대로 알지 못하면서 스스로가 가장 잘 안다고 생각하는 것도 역시 교만이다.

핑계 대지 마라

중독 치료에서 어려운 환자는 두 종류이다.

첫 번째는 '핑계로 가득 찬' 사람이다. 중독 환자들에게 나타나는 강력한 심리적인 특성이 있다. 그것은 크게 세 가지, '남 탓', '자기 합리화' 그리고 '최소화'이다.

먼저 '남 탓'이란, 말 그대로 자신의 문제를 인정하지 않고 '너 때문이야!' 하면서 문제를 남 탓으로 돌리는 것이다. 이를 정신건강의학과에서는 투사(projection)라고 한다.

도박 중독 환자들에게도 도박에 빠진 나름의 이유가 있다. '직장 상사 때문에 스트레스를 받아서', '결혼한 배우자가 경제적으로 도움이 안 돼서' 그런다고 설명한다. 이 이유들은 도박을 해야 하는 합리적인 근거가 될 수 없다.

불금에 친구들과 어울려 밤새 먹고 마시며 놀아놓고는 다음 날 아침에 친구들을 탓하는가? 언제까지 친구 탓을 할 것인가? 언제까지 세상 탓을 할 것인가? 결국 먹기로 한 결정과 행동은 오로지 자신의 선택이었다.

다음은 자기 합리화(rationalization)가 심한 환자들이다. '내가 어제 왕창 먹은 것은 이 나라를 구하기 위함이었다.'라는 식으로 생각하는 것이다. 그럴 수밖에 없었던 이유를 끊임없이 만들어낸다. 실수나 실패를 인정하려 들지 않는다.

'밤에 일해야 할 때는 저녁밥을 더 많이 먹어야 하지 않을까?'
'한 주 동안 수고한 나를 위해서 금요일 저녁의 치맥은 합리적인 보상 아닐까?"

이러한 생각들이 다 합리화다. 다이어트에 적응되면 적게 먹어도 밤에 일하는 데 아무런 지장이 없다. 오히려 더 잘하게 된다. 포만감이 줄어들어 덜 졸리기 때문이다. 금요일 밤, 한 주 동안 수고한 나에 대한 보상이 꼭 치맥과 같은 고칼로리 음식일 필요는 없다. 향기로운 차 한잔과 함께하는 영화 감상일 수도 있지 않은가?

마지막은 최소화(minimalization)다. 알코올 중독 환자들에게 술을 얼마나 드셨냐고 물어보면 꼭 '딱 한잔만' 먹었다고 한다.(대체 얼마나 큰 잔으로 드셨길래.) 게임 중독에 빠진 학생들도 똑같다. 게임을 몇 시간이나 했나 물어보면, '딱 한 시간'만 했다고 한다.

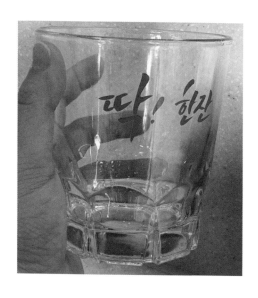

비만 환자들도 마찬가지다. 자신이 하루 동안 먹은 음식의 양을 축소해서 생각하려 든다. 얼마나 드셨냐고 물어보면 '밥은 별로 안 먹었다'고 (밥 말고 뭘 얼마나 드셨길래!), 친구가 건네준 '빵 조금 먹었을 뿐'이라고 대답한다.

스스로 다이어트 전문가라고 생각하는가?

치료하기 어려운 두 번째 사람들은 '자칭 다이어트 전문가'이다. 다이어트에 대한 지식이 전문가보다 훨씬 더 많은 것 같다. 어떤 나라 이름을 딴 다이어트 식이, 어떤 연예인의 레시피를 따라 해보고, 유명한 누가 썼다던 모델의 자전거를 사서 써보고, 개인 PT도 받아보고, 필라테스도 섭렵한다. 내 앞에서 각각의 장단점을 비교 분석하기도 한다. 그런데 정작 본인은 성공하지 못했다. 성공했다면 나를 찾아오지 않았을 것이다. 다이어트에서는 객관적으로 나타난 결과만이 진실이다.

도박 중독 환자들을 모아놓고 집단 치료를 하다 보면, 다들 경제 전문가인 것을 발견할 수 있다. 알코올 중독 환자들은 '드디어 알코올 중독이 뭔지 알아냈고, 술을 끊을 수 있는 법도 터득했기 때문'에 내일 당장 퇴원하겠다고 주장한다.

얇게 아는 지식은 위험하다. 제대로 알지 못하면서 안다고 생각하는 것은 큰 착각이다. 전문가가 권해주는 대로 하지 않고 자기 멋대로 하려고 들기 때문이다. 또한 주치의가 그 부분을 직면시키면, 다른 치료자를 찾아서 떠나버린다.

자신이 비만임을, 중독임을 인정하라

모든 중독자들에게 경고한다.

"중독자는 늘 교만을 경계해야 한다."

중독자는 겸손을 잃는 순간 바로 중독의 늪으로 빠지게 된다. 비만이라는 중독의 늪에서 탈출하기 위해서는, 내 탓으로 뚱뚱한 상태가 되었다는 것을 인정하고, 핑곗거리를 만들어 합리화하고 싶어 하는 심리를 차단해야 한다. 그리고 자신의 현재 비만 상태를 가감 없이 받아들여야 한다.

물론 이러한 과정은 어렵다. 끊임없이 악마가 속삭일 것이다. 마음속에서 남 탓, 자기 합리화, 최소화의 저항이 올라올 것이다. 하지만 우리는 그러한 유혹에 빠지지 않고 우리 자신을 지켜내야 한다.

다시 한번 강조한다.

"나는 비만이라는 중독에 빠졌다."

이 사실을 인정하라. 그리고 겸손한 자세로 자신의 문제들을 하나씩 고쳐나갈 준비를 해야 한다. 이 책이 좋은 가이드가 되어줄 것이다.

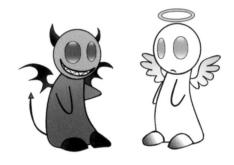

04

새로운 중독으로
대체하라

내 인생을 망치던 '열정'을 새로운 곳에 투자하라

지금까지 내내 중독이란 매우 위험한 질환이라고 강조했으면서, 새로운 중독에 빠져야 한다고 이야기하면 의아하게 생각할 수 있다.

그러나 무언가에 '중독'되었다는 것의 긍정적 의미는 '열정'이다. 사람들은 어떤 것에 깊이 빠져들 때 "나 ○○에 중독된 것 같아."라고 말하기도 한다. 어찌 보면 술을 그렇게 먹지 말라고 해도 끝까지 먹는 알코올 중독도, 도박에 빠져서 일하다가도 머릿속에 도박판이 그려지는 도박 중독도, 술과 도박에 대한 꾸준한 열정이긴 하다.

그래서 많은 중독 전문가들은 중독의 에너지는 사라지지 않기 때문에, 중독 행동을 없애려고 노력하기보다는 다른 건전한 중독으로 대체해야 한다고 말한다.

즉 인생을 망치는 지금의 중독을, 환자들의 인생에 보탬이 되는 건전한 중독으로 바꿔야 한다는 것이다. 실제로 중독 질환을 극복한 환자 중에는 그 열정을 다른 일에 쏟아서 자전거로 대륙을 횡단하거나 에베레스트산에 오르는 등의 대단한 일을 해내는 사람들이 나타나기도 한다.

밤에 먹고 마시고 놀던 생활을 버리고, 그 자리를 내 인생에 도움이 되는 좋은 시간으로 바꾸어 넣어야 한다. 다이어트를 통해서 음식을 먹는 양이 줄어들면, 그만큼 음식에 지출했던 돈을 절약할 수 있고, 음식을 즐겼던 시간을 절약할 수 있다.

식이 조절과 꾸준한 운동을 통해서 몸도 가벼워졌을 것이다. 이제 남는 돈과 시간, 체력을 가지고 뭔가 더 흥미롭고 더 도전적인 것에 열정을 쏟아부어야 한다. 이제 뭐든지 할 수 있다는 자기 효능감까지 충만한 상태이니, 두려울 것이 없다.

인생에 새 활력을 불어넣어라

그렇다면 어떤 새로운 중독에 나를 빠져들게 할 것인가?

보통 가장 먼저 권하는 것은 운동이다. 이 책 운동요법 파트에서도 소개하겠지만, 자신에게 맞는 운동 한 가지를 찾아 빠져보는 것은 좋은 방법이다. 나에게는 수영이 다이어트 운동요법이기도 하고, 동시에 흥미와 열정을 가지고 빠져 있는 건전한 중독 요소이다. 언젠가는 꼭 철인 3종 경기에 나가보고 싶다는 꿈이 있다. 여러분도 자신의 취향에 맞는 운동 하나에 몰입해보기를 적극 추천한다.

사진 활동에 흥미를 가진 환자도 있었다. 뚱뚱하던 시절에는 귀찮아서 밖에 나가는 것도 싫어했는데, 살을 빼고 난 후 외부 활동이 늘어나면서 사진에 관심을 갖기 시작했다. 또한 사진에 자신의 뚱뚱한 모습이 나오는 것에 매우 거부감이 느껴졌는데 이러한 성향도 확 바뀌었다.

또 다른 환자는 집 안을 꾸미는 일, 음식을 예쁘게 꾸며서 먹는 '푸드 데코레이션'에 관심을 가졌다. 이왕 조금 먹을 음식이라면 미각뿐 아니라 시각도 만족하면서 먹겠다며 시작한 활동에 상당한 열정을 보였다.

이밖에 평소 하고 싶었던 일에 도전하는 사람들도 있다. 어떤 환자는 정신건강의학과에서 비만 치료를 하면서 정신건강 분야에 관심이 생겨 사회복지사 자격증을 취득하기도 하였다.

물론 내 인생에 해를 끼치는 나쁜 습관으로 바꾸면 안 된다. 예를 들어 게임이나 쇼핑같이 소모적인 활동에 빠져서는 안 될 것이다. 마치 총알을 피하려다 대포를 맞는 상황이다.

또한 아무리 좋은 취미라 하더라도 너무 지나치게 빠져들면, 본질적인 생활에 방해가 될 수 있으므로 주의해야 한다. 어떤 환자는 중독을 대체할 방법으로 바둑을 택했다. 바둑 자체는 건전한 두뇌 스포츠이지만, 그 환자는 너무 심하게 빠져들어 직장생활에 지장이 생기게 되었다.

이제부터 나의 인생을 발전시킬 수 있는 새로운 열정의 대상을 찾아보자. 그리고 거기에 나의 에너지를 사용해보자.

새로운 나의 인생을 위해서.

또 다른 중독 문제에 도전하라

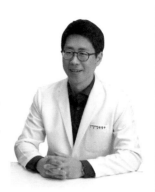

　인생의 또 다른 중독 문제에 도전해보는 것도 필요하다. 싸움도 한번 이겨본 사람이 또 이길 수 있다. 마찬가지로 비만을 극복하신 사람이라면, 인생의 새로운 승리를 할 준비가 되어 있는 것이다. 나는 커피를 1년 동안 완전히 끊어본 적이 있다. 커피에 포함된 카페인은 중독성 물질이다. 카페인이 알코올이나 마약처럼 환각을 일으키는 물질은 아니기 때문에 카페인 중독을 심각하게 다루지는 않는다. 다만 과도한 카페인 섭취는 건강에 해를 끼칠 수 있다는 점만 상기시킨다.

　사실 나는 커피의 맛을 잘 모르는데, 대학병원에서 근무할 때 각종 모임이나 회의에 참석하는 일이 많아지면서 습관적으로 커피를 마시게 되었다. 그러던 어느 날 커피가 인생에 전혀 도움이 되지 않는다는 생각이 들었고, 끊어보기로 했다. 그리고 2018년 1월 1일부터 2018년 12월 31일까지 딱 1년간 커피를 단 한 방울도 마시지 않았다. 카페인 중독 치료에 한번 도전해보는 것은 어떨까? 커피를 습관처럼 마시고 있다면, 커피로 인해 불면증과 같은 부작용에 시달리고 있다면, 지금부터 끊어보자. 그리고 커피의 빈자리를, 인생에 유익한 다른 걸로 채워보자.

05

|

나를 완전히
바꿔라

중독 치료의 궁극적인 목표

"그래서 결론적으로 다이어트 성공의 비결이 무엇인가요?"

환자들은 이렇게 묻는다. 중독 치료의 목표는 우선적으로 환자가 해당 중독 행위를 더 이상 하지 않게 만들어주는 것이다. 궁극적인 최종 목표는 '환자를 완전히 변화시키는 것'이다.

즉, 알코올 중독 환자의 1차적 치료 목표는 술을 안 먹게 만드는 것이다. 1차적 목표 달성만을 원한다면 병원에 입원시켜버리면 그만이다. 그럼 치료가 완전히 성공한 것인가? 아니다. 병원에서 나가는 순간 다시 음주가 시작될 것이다.

그래서 알코올 중독 환자의 진정한 치료 목표는, '맨날 술만 마시고 일도 못 하고 세월을 낭비하던' 중독자가, '술을 마시지 않고 스스로 계획된 삶을 충실히 꾸려나가는' 전혀 다른 사람으로 탈바꿈하게 만드는 것이다. 치료에 성공하여 퇴원하는 사람과 입원 당시의 환자는 180도 다른 사람이다.

비만 치료의 목표도 동일하다. 우선 당장 먹는 양을 줄이고 안 하던 운동을 하게 만드는 것이 1차적 목표다. 하지만 그렇게 단기간 참아내는 것은 오래가지 못한다. 비만 치료의 궁극적인 목표는 '많이 먹고 운동 안 하며 나태한 삶을 살아가는 사람'을 '절제된 식이를 하고, 균형 잡힌 운동을 하며, 스스로의 자발성(autonomy)을 가지고 건강하게 살아가는 사람'으로 탈바꿈하게 만드는 것이다.

다이어트로 완전히 다른 사람이 되어라

우리에게는 한번 선택한 결정을 끝까지 유지하려는 심리적인 관성이 있다. 예를 들어, 프로야구 시즌이 열렸다. 보통 사람들은 자신이 응원하는 팀을 쉽사리 바꾸지 않는다. 이번 시즌에는 이 팀을 응원하고 다음 시즌에는 저 팀을 응원하는 일은 일어나지 않는다. 물론 야구에 별다른 관심이 없는 사람이라면 가능하겠지만, 야구 팬이라면 어쩌다 내가 이 팀을 응원하게 됐나 후회하면서도, 미우나 고우나 함께 간다.

"이번 다이어트를 통해서 나는 완전히 다른 사람으로 변화될 것이다." 이 결정을 꼭 마음에 새기고 심리적 관성으로 쭉 밀고 가라.

나와 같이 정신건강의학과를 나온 한 친구는 우연한 모임에서 단주를 약속했다. 처음에는 별다른 이유도 없이 장난삼아 시작한 단주가 한 달을 넘기고 두 달을 넘기고, 100일을 넘겼다. 그러다 어느새 습관처럼 굳어졌다고 한다. 유혹의 순간들을 몇 차례 뿌리치는 데 성공하니 새롭게 정착한 관성의 법칙이 점점 강해짐을 느꼈다고 한다. 그리고 시간이 지날수록 이런 생각이 들더라는 것이다.

"굳이 왜 술을 먹어? 지금껏 안 해왔는데."

이러한 친구의 단주 성공은 주변 동료들에게도 다 알려졌다. 지금은 어느 누구도 그 친구에게 술을 권하지 않는다. 심지어 요즘은 이 친구가 이전에 술을 먹었던 적이 있는지도 가물가물하다.

"원래 술 못 먹지 않던가?"

비만인 자신의 모습을 잊어라. 지금부터 전혀 새로운 삶을 살아가는 것이다. 다이어트 목표 달성을 하면 선물을 받게 된다. 이 세상 그 어떤 포상보다 좋은 선물이다. 바로 거울 앞에 선 본인의 모습이다.

"나는 건강한 몸매를 가졌으며, 높은 자기 효능감을 가진 진취적인 사람이다!"

이 책의 12단계 비만 치료가 이끌어줄 것이다.

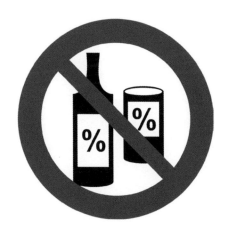

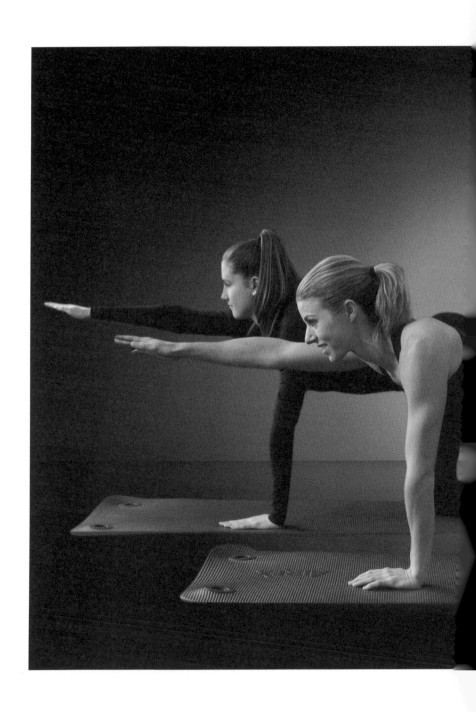

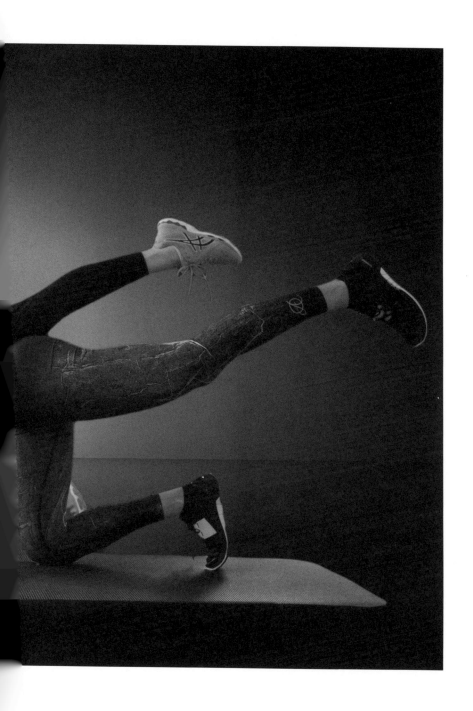

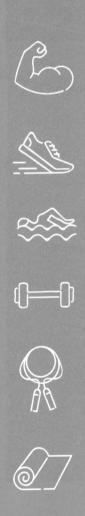

4장

몸과
주변 환경을
활용하라
- 생물학적 치료와
  사회적 치료

01

어떻게 비만을
극복할 것인가?

할 수 있는 건 다 한다!

이 책의 후반부에는 구체적인 비만 치료법에 대해 소개하겠다.

비만에 대한 문제 의식이 생겨났고, 저항을 극복하고 도전하겠다는 의
지가 생겼다면 이제 적절한 무기를 골라서 들고 싸워야 하지 않겠는가.

"선생님, 저는 명상 치료는 받을 건데, 12단계 치료는 별로 마음에 안
들어요. 안 할래요."

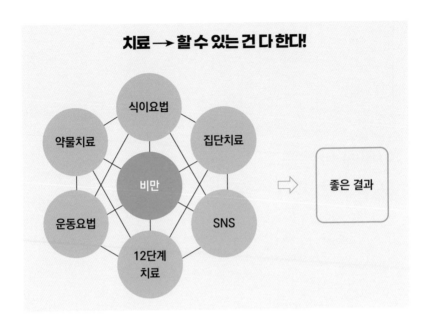

이 환자는 중독 치료를 할 수 있을까?

중독 치료에 있어서 치료의 원칙은 '할 수 있는 건 다 한다!'이다. 즉 총력을 다해서 중독 치료를 해야 한다는 것이다.

어떤 치료자들은 비만 치료법을 제시하면서 특정 방법만 강요하기도 한다. 물론 그 치료자 나름의 경험과 노하우가 있기 때문이겠지만 한두 가지 방법에만 의존하는 치료는 위험하다. 특정 분야만 아는 사람들은 오직 그 방법만이 유일한 성공법이라고 믿기 때문이다.

비만은 중독 중에서도 특히 무시무시한 중독이다. 있는 무기란 무기는

다 동원해도 이길까 말까다. 전쟁에 나갈 때 무기가 많을수록 살아남을 가능성이 높지 않겠는가? 균형 있게 다양한 방법을 잘 습득하여 적용하시길 바란다.

중독 치료는 생물학적, 심리적, 사회적(Biopsyhosocial) 치료의 세 가지 축으로 구조화할 수 있다.

1. 생물학적 치료

생물학적 치료는 다이어트의 가장 기본이 된다. 다이어트 치료의 원칙은 '적게 먹고 많이 운동을 하는 것'이므로 생물학적 치료의 식이요법과 운동요법은 치료의 기본이다. 그리고 필요에 따라서 약물 요법을 추가할 수도 있다.

2. 심리적 치료

다양한 심리적 치료가 이미 개발되어 있다. 정신건강의학과에서는 식이 조절을 위한 인지행동 치료나 동기 강화 치료 같은, 기존의 정신 치료를 응용한 프로그램을 하기도 한다.

이 책에서는 비만의 심리 치료로 12단계 중독 치료를 응용한 '12단계 비만 치료법'을 제시하도록 하겠다. 내 경험에서 가장 강력한 중독 치료 프로그램은 12단계 중독 치료이다. 이 프로그램을 통하여 비만이라는 중독 질환에서 탈출할 수 있기를 기원한다.

3. 사회적 치료

비만은 생물학적인 원인과 심리적인 원인뿐만 아니라, 사회적인 요인에도 상당한 영향을 받는다. 우리가 살아가면서 맺는 다양한 사회적 관계가 비만을 악화시키는 원인이 될 수 있다. 반대로 도움을 받을 수도 있다. 사회적 치료는 나와 함께 살아가는 사람들을 활용하여 비만 치료의 효과와 지속성을 높이는 방법이다. 불필요하거나 방해가 되는 관계는 개선하고 정리하며, 도움이 되는 관계는 활용하고, 발전시켜야 한다.

다이어트에 성공하려면, 자신도 변해야 하고 주변도 변해야 한다. 물론 자신이 변화되는 것이 우선이다.

지금부터는 다이어트에 성공하기 위한 다양한 전략과 팁을 제시할 것이다.

02

|

생물학적 치료
① 식이요법

안타깝지만 적게 먹는 수밖에 없다

"그래서 대체 뭘 얼마나 먹으라는 거죠?"

많은 사람이 궁금해한다. 다이어트에서 식이요법은 가장 중요하다. 식이와 운동의 중요성을 이야기할 때, 많은 전문가가 운동보다는 식이 조절의 중요성을 강조한다.

일단 살이 빠지려면 먹는 걸 줄여야 한다는 것이다. 운동을 전혀 하지 않고 식이만 조절해도 살을 뺄 수 있다. 그러나 굶기만 해서 살을 빼면 무시무시한 요요가 반드시 찾아올 것이니 조심하기 바란다.

원칙은 매우 간단하다. "적게 먹고 많이 운동한다." 다이어트 방법은 단순하고 편리해야 한다. 처음부터 온갖 연예인, 전문가들이 했다는 복잡한 레시피를 시도하다 보면, 준비하는 과정도 힘들고 실행하는 것도 너무 괴롭다. 결국 며칠 하다가 그만두게 된다.

원칙을 정해보자.

첫 번째, 밥은 원래 반만 먹는 것이다

아직 식이 조절을 하지 않고 있다면, 지금 당장 밥을 반만 먹어라. 중국집에서 볶음밥을 시켰다면, 처음부터 반을 딱 잘라내서 치워라.

"밥을 반만 먹으면 배고프지 않을까요?" 당연히 배가 고플 것이다. 적응될 때까지 참아야 한다. '생명에 지장이 있지 않을까?' 걱정이 된다면 안심하라. 지금 몸을 둘러싸고 있는 지방들로 며칠, 어쩌면 몇 주도 버틸 수 있을 것이다. '몸이 상하지 않을까?' 의구심이 드는가? 앞서 대답한 것처럼 당연히 다이어트는 몸에 해롭다. 하지만 비만은 더 해롭다. 양쪽의 해(harm)를 비교해보면, 당장 다이어트를 하는 것이 맞다. 지금까지 내 몸이 뚱뚱해지도록 방치한 스스로를 반성하자.

'균형 잡힌 식사를 해야 하지 않을까?' 불가능하다. 많은 동료 의사들이 내 의견에 반대할 것이다. 그러나 다음 명제를 보자.

> 비만인은 − 음식을 조절하지 못한다.

맞는 명제이다. 비만은 음식을 조절하지 못해서 생긴다. 이 명제와 함께 맞는 명제는 무엇일까? 정답은 대우명제이다.

> Not 음식을 조절하지 못하면 − Not 비만인이다.
> (음식을 조절할 수 있으면)   (비만인이 아니다.)

그렇다. '균형 잡힌 식사로 조절할 수 있는 사람'은 이 책이 필요한 사람이 아닐 것이다. 혹시나 그런 사람이 여기까지 읽고 있다면 이 책을 도움이 필요한 친구에게 선물하시길 권장한다.

이제부터 밥은 반만 먹어라. 아직도 '무슨 레시피'만 찾고 실행에 옮기지 않고 있다면 그것은 그저 상상 다이어트일 뿐이다. 꼭 당부한다. 제발 당장 먹는 양부터 줄이라고!

두 번째, 주변에서 간식을 모조리 치워라

책상 서랍 안의 초콜릿바, 나중에 먹으려고 사다 놓은 빵, 냉장고 안의 사이다와 콜라 등등 대체로 비만인들은 식사 이외에도 간식으로 먹는 음식물의 양이 꽤 많다. 대부분 고칼로리이다.

식사 이외의 음식은 완전히 끊어야 한다. 생활 반경 안에서 쉽게 가져다 먹을 수 있는 간식류들은 전부 다 없애야 한다.

알코올 중독자들은 술을 집 안 곳곳에 비치해놓고 마시기도 한다. 가족들의 눈을 피해서 집 어딘가에 숨겨놓기도 한다. 그래서 알코올 중독 치료를 시작할 때, 집에 있는 술을 모조리 다 버리라고 이야기한다. 일단 눈앞에 있으면 유혹을 뿌리치기 쉽지 않다.

간식을 다 치워버리면 저혈당에 빠지지 않을까 불안한가? 간식을 먹지 않아도 생명에 전혀 지장이 없다. 몸은 지금까지 넉넉히 저장해두었던 뱃살의 지방을 분해할 것이다.

밥보다 간식을 더 많이 먹으면서, 밥을 조금 먹고 있는데 살찐다고 억울해하는 사람들이 있다. 정말로 간식도 안 먹는데 살이 찐다면 지금 먹는 밥의 양을 반의반으로 줄여야 한다. 만약 정말로 물만 먹는데 살이 찐다면, 의사랑 상의해야 한다.

지금부터 배고픔이란 느낌을 사랑해야 한다. 배고픔이란 내가 살이 빠지고 있다는 신호이니까 말이다.

세 번째, 섭식 장부를 만들어라

'난 별로 먹는 게 없는데도 살이 찐다'고 호소하시는 분들에게 적극 권장한다. 반드시 써서 기록을 남겨야 한다. 머릿속으로만 하는 다이어트는 절대 성공할 수 없다. 써야만 제대로 인지할 수 있다. 쓰고 있다는 것 자체가 다이어트를 실행하고 있다는 방증이기도 하다.

섭식 장부란 일종의 일지를 쓰는 것이다. 일기와는 다르다. 감정을 함께 적을 수도 있지만 기본적으로 식이에 관련된 내용만 적는다. 다이어리를 활용하는 것도, 어플을 활용하는 것도 다 괜찮다.

하루 종일 내가 먹은 음식물을 다 적어놓기만 하면 된다. 사탕 하나, 과자 하나도 남김없이 적는다. 그러나 군이 칼로리까지 계산하기를 권하지 않는다. 요즘 좋은 어플들이 많으니 활용하도록 하자.

섭식 장부 예시

일수	5일 차	날짜	2021년 06월 01일
영양제	종합비타민, 비타민C, 오메가3, 프로바이오틱스		
아침 식사	두부 480g, 김가루		
아침 간식	토마토 120g, 블랙커피 1잔		
점심 식사	동태탕 1/4, 깍두기 3알, 연두부 250g, 채소무침, 밥 1/2공기		
점심 간식	바나나 1개, 홍차 1잔, 블랙커피 1잔		
저녁 식사	달걀 2개, 쉐이크		
저녁 간식	토마토 420g, 대추야자 7알		
운동	걷기 1시간 40분, 반신욕 30분		
물 섭취량	2리터쯤		
수면 시간	5시간 30분		
특이사항	점심 식사 후 약 1시간 동안 정신없이 졸림		

다이어트를 할 때는 스스로에게 엄격해져야 한다. 쉽게 자신을 용서해 버리면 안 된다. 장부를 쓰고 밤에 읽어보자. 오늘은 어제와 비교해서 얼마나 먹었으며, 먹지 말았어야 하는 간식을 얼마나 허용했는가 반성하라. 오늘보다 나은 내일을 약속하면서.

네 번째, 되도록 밤에 먹지 않는다

흡수된 칼로리는 섭취한 음식물 열량의 총량에 비례한다. 즉 무조건 적게 먹어야 한다는 것이다. 하지만 같은 양을 먹는다면 되도록 밤에 먹는 것을 피해야 한다.

먹는 것도 인생의 큰 낙인데 이렇게까지 해야 하냐고? 하지만 세상의 모든 낙을 다 누릴 순 없다. 어떤 하나를 얻으려면, 다른 하나를 포기해야 하는 법이다. 나는 밥 대신 옥수수, 고구마, 바나나, 토마토 등 저칼로리의 음식으로 대체하고 있다.

유명한 진화의학자이자 외식업체 닥터로빈의 대표인 권용철 박사는 저서 『우리 몸은 아직 원시시대』에서 인류의 문명은 발전하여 인간의 생활은 완전히 변화되었지만, 몸은 여전히 원시시대에 맞춰져 있다고 했다. 수렵시대, 인류는 밤 시간에 음식을 먹을 수 없었다. 음식이 생기면 그 자리에서 다 먹고 나머지 시간은 굶었다. 밤에는 인체의 활동이 감소하고 신진대사가 줄어들며, 몸은 에너지를 세이브하는 모드로 변환된다. 이런 밤 시간에 섭취된 열량은 소모되지 않고 체내에 쌓이기가 쉽다.

다섯 번째, 주식을 바꿔라

현대 사회에는 먹을거리가 넘쳐난다. 하루에도 수백 톤의 쌀과 밀이 소비되고, 수백 톤의 육류가 식탁에 놓인다. 그야말로 고칼로리 시대인 것이다. 거기에 더불어 산업화 이후 육체적인 활동이 줄어들었다.

인간의 몸은 원래 이렇게 넘쳐나는 영양분에 잘 적응하지 못한다. 수렵시대에는 먹거리가 풍부하지 않았다. 부족한 먹거리로 인류가 생존하기 위해서는 당연히 고효율의 곡식이 필요했을 것이다. 쌀과 밀은 대표적인 고당도의 곡식이다. 그러나 안타깝게도 지금과 같이 먹거리가 풍요롭고 운동량이 현저히 떨어지는 현대 사회에서는 이러한 고효율 곡식이 필요하지 않다. 잉여로 섭취된 고칼로리는 지방으로 저장되어 몸 이곳저곳에 쌓일 뿐이다.

육류도 마찬가지이다. 단백질은 꼭 필요한 영양소이다. 그러나 국내 유명 내과 의사에 의하면, 성인의 경우 하루에 필요로 하는 단백질의 양은 고작 고기 한두 점이다.

인간의 몸은 넘쳐나는 먹거리를 잘 처리할 수 없게 만들어져 있다. 그런데 현대인들의 삶은 어떠한가? 과도하게 음식을 섭취하여 몸을 혹사시키고 있다.

우선적으로 쌀과 밀을 멀리하길 권한다. 탄수화물이 체내에 흡수된 후 혈당의 상승 속도를 나타낸 지수를 GI(Glycemic Index) 지수라고 한다. 보통 백미 쌀이나 밀이 높고, 현미나 고구마 같은 것들이 낮다. 되도록이면 소화흡수율이 낮은 탄수화물을 섭취하는 것이 다이어트에 도움이 된다. 열량이 낮고 체내 지방 축적이 덜한 음식으로 주식을 바꿔라. 평소 식단에서 고기의 섭취를 줄여라.

여섯 번째, 야채를 많이 먹어라

알코올 중독 환자들은 물잔을 들고도 건배를 하려고 한다. 니코틴 중독 환자들은 손에 담배를 끼우지 않으면 불안해한다. 마찬가지로 비만 환자들은 식사 때 무엇이든 많이 씹지 않으면 허전함을 느낀다. 이럴 때 야채를 권한다. 야채에는 다량의 섬유소가 들어있으니 당연히 건강에 좋다. 씹는 식감을 제공하면서도, GI 지수가 매우 낮아서 혈당을 높이지 않는다.

일곱 번째, 음식을 피해 도망쳐라

음식을 조절할 수 없는 모임이나 상황이 예견된다면 미리 자리를 피해야 한다. 영화 〈반지의 제왕〉에서 절대반지는 인간의 욕망을 상징한다. 반지 앞에서는 어느 누구나 반지를 끼고 싶다는 욕망에 사로잡히고, 결국 반지를 끼면 욕망에 지배를 당하게 된다. 비만인들에게 앞에 차려진 맛있는 음식은 절대 반지와 같은 욕망이다. 맛있게 차려진 음식의 유혹을 이길 자는 없다. 싸워서 이기려고 하지 말고 도망쳐야 한다.

알코올 중독 환자들에게 늘 술을 이기려고 하면 안 된다고 강조한다. 상대는 너무도 강력하다. 괜히 음식 앞에서 자신을 시험하려 들지 마라. 주먹을 불끈 쥐고 도망치면서, '내가 다이어트에 꼭 성공해서 그때 먹어주리라!' 하고 다짐하자.

여덟 번째, 반드시 운동요법과 병행하라

운동은 전혀 하지 않고 식이요법만 시행해도 살은 분명히 빠질 것이다. 하지만 식이만으로 살을 빼면 몸의 근육량도 함께 줄어든다. 전반적인 신체 대사율도 줄어들게 된다. 식이요법만 해서 살을 빼고 난 후, 다시 이전의 식이 패턴으로 돌아가면 바로 요요 현상이 온다. 급속도로 원래 몸무게를 되찾을 뿐 아니라, 더 심한 비만 상태가 될 것이다. 신체 활동력이 떨어지다 보니 다시 다이어트를 해도 효과가 현저히 떨어지기까지 한다. 혹시 식이를 크게 줄이지 못하겠다면 더더욱 그만큼 운동량을 더 늘려야 한다.

> ※ 어떻게 시작해야 할지 모르겠다면 이 책의 맨 뒤에 [부록 1 - 식이요법 12주 로드맵 & 식단 샘플]을 참고하기를 바란다. 12단계 기준의 12주 로드맵을 설명했고, 샘플로 일주일 식단 및 유의사항을 추가했다. 자신의 상태와 상황에 맞게 조절하면서 따라가보자.

탄수화물 중독

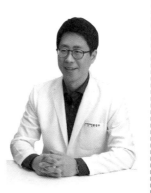

수많은 연구들이 말한다. "인간은 음식에 중독되어 살아간다." 음식은 마치 약물처럼 인간에게 강력한 기분 변화 물질로 작용한다는 것이다. 소위 "당 떨어진다."라는 표현이 있지 않은가? 그럴 때 달달한 음식을 먹으면 기분이 확 좋아진다.

당류는 중독성이 매우 강력하다. 설탕이 코카인보다 중독성이 8배나 강하다는 보도가 나온 적도 있다. 인간은 탄수화물에 중독되어 살아가고 있다. 유발 하라리의 저서 『사피엔스』에서는 인간이 쌀과 밀을 선택한 것이 아니라 쌀과 밀에 인간이 선택을 당한 것이라고 설명한다. 인간의 진화 과정에서 음식으로 곡식이 선택되고, 쌀이나 밀과 같은 곡류가 주식이 되면서, 이 곡류에서 벗어나 살아갈 수가 없었다. 인간의 탄수화물에 대한 반응은 알코올 중독에서의 반응과 참 비슷한 면이 많다.[2]

마치 내가 선택해서 마시기 시작한 알코올에 중독되고 나면, 알코올이 나의 정신과 신체를 지배하는 것같이 말이다.

03

생물학적 치료
② 운동요법

적게 먹고 많이 운동하라

연예인 누구의 요가, 누구의 필라테스, 트레이너 누구의 헬스 기구 등 많은 운동요법이 있지만 식이요법과 마찬가지로 운동요법에도 왕도란 없다. 역시 원칙만이 존재할 뿐이다. '적게 먹고 많이 운동한다.'

첫 번째, 반드시 접근도가 용이해야 한다

만일 수영장까지 차로 한 시간 거리라고 생각해보자. 아침에 피곤한 몸으로 일어나서 수영장까지 긴 시간을 달려가야 한다면 도중에 그만두게 될 가능성이 너무 크다. 운동요법은 자신이 당장 쉽게 할 수 있는 것부터 시작해야 한다.

내 친구는 의과대학 학생 시절에 오직 팔굽혀펴기만으로 살을 뺐다. 매일같이 실습하고 매주 시험을 봐야 하는 의대 본과생의 삶에서, 따로 시간을 내서 거창한 운동을 한다는 것은 불가능했다. 그래서 그 친구는 언제 어디서나 맨손으로 할 수 있는 방법을 선택한 것이다.

당신이 혹시 여전히 컴퓨터 앞에 앉아서 자신에게 맞는 최고의 운동 방법을 검색만 할 뿐, 운동 시작을 미루고 있다면, 바로 저항을 하고 있는 것이다. 이런 머릿속 다이어터들에게 나는 당장 나가서 집 근처라도 뛰라고 권한다.

두 번째, 이왕이면 자신의 취향에 맞고 즐겁게 할 수 있는 운동을 선택해야 한다

당연한 말이겠지만 비만인이 운동을 한다는 것은 무척 괴로운 일이다. 평소 움직임을 싫어하는 사람이 무거운 몸을 힘겹게 이끌고 나가서, 숨을 헐떡거리고 땀을 흘려대며 운동한다는 것은 생각만 해도 괴로울 수 있다. 그나마 관심 있고 신나게 할 수 있는 운동 방법이 있다면 운이 좋다.

어떤 사람은 근력 운동을 선호할 수 있다. 어떤 사람은 스쿼시나 테니스 같은 대인적 스포츠를 선호할 수도 있다. 본인의 취향에 맞게 선호하는 것을 고르기를 권한다. 세상에는 신나고 재밌는 운동이 참 많다는 사실을 꼭 기억하라.

세 번째, 어떤 운동을 하든 꾸준해야 한다

꾸준히 하지 않고 이리 기웃 저리 기웃거리는 것은 전혀 도움이 되지 않는다. 일단 내가 하기로 한 운동 종목이 정해졌다면, 뚜렷한 목표량을 세우고 매일 꾸준히 유지해야 성공할 수 있다.

네 번째, 힘들게 해야 한다

내가 다니는 수영장에 작년부터 새로운 코치 선생님이 오셨다. 전직 대표 선수셨는데, 강습의 수준도 높지만 강도가 어마어마하다. 중년 아저씨로 이루어진 우리 팀을 훈련시켜서 올림픽에라도 내보낼 기세다. 매일 이렇게 수영을 하다 보니, 지치고 힘들어서 식욕도 뚝 떨어진다. 살이 빠질 수밖에 없다.

'어떤 운동은 좋은 운동이지만, 살은 잘 안 빠질 것 같다'고? 걱정하지 마라. 어떤 운동이라도 힘들게 하면 살이 빠진다. 물론 처음에는 지치고 힘들다. 안 하던 운동을 하다 보면 온몸이 쑤시고 낮에는 졸리고 업무 효율은 떨어진다. 그러나 회사의 업무보다 건강이 더욱 중요하다. 그 시기를 극복하면 더욱 건강해져서 회사에서도 더 활기차게 일할 수 있을 것이다.

다섯 번째, 동기를 만들어라

운동을 하고자 하는 동기가 확실하면 저항을 이겨내는 데 도움이 된다. 친한 사람들과 함께 운동을 하는 것도 좋은 예가 되겠다. 확실한 목표를 설정하는 것도 동기를 강화시켜준다. 살 빼고 근육을 길러서, 6개월 뒤에는 화보 촬영을 해본다는 목표도 근사하지 않은가? 불가능하지 않다.

여섯 번째, 반드시 식이요법과 병행해라

운동은 어떻게든 해보겠는데 먹는 것은 도저히 못 참겠는가? 그렇다면 단언컨대 성공할 수 없다. 단 식이도 운동도 안 하는 분들에 비해서 좀 더 건강할 수는 있겠다. 운동만으로 살을 뺄 수 있는 사람들은 일반인이 아니라 운동선수들이다.

'오늘 운동을 했으니, 좀 많이 먹어도 괜찮겠지.'

'운동하고 나서 너무 안 먹으면 건강이 나빠져.'

스스로를 용서하려고 들지 마라. 진정으로 식이요법과 운동요법을 열심히 했는데도 살이 안 빠진다고? 그럼 다음 장을 보자.

※ 어떻게 시작해야 할지 모르겠다면 이 책의 맨 뒤에 [부록 2 – 운동요법 12주 로드맵 & 운동 샘플]을 참고하기를 바란다. 12단계 기준의 12주 로드맵을 설명했고, 샘플로 두 달의 운동 루틴을 추가했다. 자신의 상태와 상황에 맞게 조절하면서 따라가보자.

04

생물학적 치료
③ 약물치료 : 삭센다/콘트라브/중추신경흥분제/제니칼

약물치료는 전략 중 하나일 뿐이다

생물학적 치료의 마지막은 약물 치료이다. 나는 내가 다이어트할 때도, 비만 환자들을 치료할 때도 종종 약물 치료를 병행한다.

앞서 다양한 무기의 중요성을 이야기했듯이, 약물 치료 역시 다이어트 전쟁에서 효과적으로 승리하기 위한 중요한 방법임에는 틀림없다. 하지만 인위적인 방법으로만 살을 빼려는 시도는 실패를 부를 뿐이라는 것을 꼭 기억해야 한다.

현재 병원에서 처방되는 몇 가지 약물의 원리와 효과 그리고 사용 방법에 대한 설명을 하고자 한다. 여기에 소개된 다이어트 약물 이외에도, 체중 감량에 효과가 증명된 약물들이 다양하게 처방되고 있다. 어떤 약물들은 중요한 부작용이 발견되어 사용이 중단되기도 한다. 각각의 약물은 고유한 약리적 작용이 있기 때문에, 목적에 맞게 처방되어야 한다. 약물 처방은 의료 행위이다. 반드시 의사와 상의하고, 의사의 처방에 따라야 한다.

약물 치료에는 중요한 원칙이 있다.

1. 식이요법과 운동요법이 주인공이다. 약물은 보조적으로 사용된다

"누가 어떤 약을 먹어서 살을 10kg이나 뺐다고 하더라."
"어디에 갔더니 뭘 처방해주는데, 효과가 확실하다더라."

이런 이야기를 들으면 자신도 모르게 정신이 확 집중되면서 '거기 어디야?' 하고 묻게 된다. SNS를 비롯한 온갖 사회적 매체가 발달된 세상이다. '나만 홀로 어리석게 고생하면서 살 빼려고 끙끙댄다'는 생각이 들 수도 있다.

약물 치료법은 효과가 강력하고 효율적이다. 그러나 안타깝게도 약물 치료의 효과는 일시적이다. 약을 먹지 않으면 바로 요요가 온다. 식이요법과 운동요법 없이 약물에만 의존하는 것은, 약물의 효과로 대사량을 강제적으로 늘리거나 인위적으로 식욕을 떨어뜨려서 신체를 조정하는 것이다. 그것은 몸을 고문하는 행위랑 다를 바 없다.

약물 사용은 다이어트 초기에 식이 및 운동요법과 함께 보조적인 목적으로 사용되어야 한다. 다이어트를 시작할 때의 저항을 줄이고 원활하게 출발하기 위해서 사용될 수 있다.

2. 약물치료는 단기간 사용한다

나는 비만 환자들에게 다이어트 제제를 처방할 때, 절대 장기간 처방하지 않는다. 모든 다이어트 약물은 사용 권고 기간이 있다. 대부분 병원에서는 그 기간 이상을 처방하지 않는다. 효과도 없고 부작용이 더 심해질 가능성이 크기 때문이다. 모든 약물은 일정 시간 사용을 하면 내성이 생긴다.

내성이란 같은 효과를 기대하기 위해서 더 많은 용량을 필요로 하는 상태다. 다시 말해 처음 사용한 약물의 용량이 더 이상 효과가 없기 때문에, 고용량을 사용해야 한다는 뜻이다. 그러다 보면 당연히 부작용의 위험성은 더욱 커진다.

특히 중추신경흥분제 계열 약물의 경우 장기간 사용할 경우 내성과 의존성이 문제가 된다. 비만이라는 중독을 치료하다가, 오히려 약물 중독에 빠질 수 있다. 혹을 떼려다 혹을 하나 더 붙이는 셈이다.

특정 약물을 권장 기간 사용을 해보았는데 효과가 없을 경우, 다른 약물로 변경한다. 또한 환자의 식이와 운동요법이 제대로 잘 지켜지고 있는지를 함께 검토한다.

3. 반드시 의사의 처방을 따르라

다이어트 약물을 사용할 때는 반드시 의사의 처방에 따라야 한다. 스스로 처방을 조절하거나, 약을 모아서 한꺼번에 먹거나 하는 행동은 매우 위험하다. 다이어트 치료제는 소화제나 해열제처럼 쉽게 처방하고 사용될 수 있는 약이 아니다.

어떤 약은 당뇨 치료제에 쓰이기도 하고, 어떤 약은 중추신경계에 작용하는 전문 의약품이다. 식이나 운동요법도 나에게 맞는 방법이 있듯이 약물도 환자의 의학적 상태나 비만의 형태에 따라서 다르게 적용될 수 있다. 따라서 반드시 주치의와 충분한 상담을 통해서 처방이 이루어져야 한다.

혹시 인터넷 또는 SNS를 통해서 다이어트 약물을 판매한다는 유혹을 접할 수도 있다. 우선 불법 약물 유통은 처벌 대상이다. 그리고 약물 사용은 정말 조심해야 한다는 사실을 잊으면 안 된다. 제발 이상한 약 좀 먹지 말기를 바란다. 나는 다이어트 치료제에 관심이 많아서 신약이 나오면 꼭 한번 써보기도 하고, 그 약물의 기전에 대해서 공부한다. 의학적으로 검토되지 않은 효과적인 다이어트 약이란 없다.

4. 부작용이 없는 약물은 이 세상에 없다

안타깝지만 부작용이 없는 약물은 이 세상에 없다. 심지어 상당수 약물들은 그 부작용을 치료적 효과로 사용하는 경우도 많다. 예를 들어 고혈압이나 전립선 비대증을 치료하기 위해서 개발되었다가 다모증이라는 부작용이 발견된 이후 탈모 치료제로 사용되는 약이 있다. 다이어트 치료제도 마찬가지인데, 당뇨 치료제 또는 각성 효과와 같은 다른 목적을 위해 사용되던 약물이, 약물 효과를 수정하여 개발된 것들이다.

약물도 결국 합성 물질이다. 합성 물질이 몸 안에 들어와서 다양한 약리 작용을 일으키는 것이니 우리가 원하는 효과 이외에도 다양한 원치 않은 효과(unwanted effect)가 나타날 수밖에 없다. 따라서 꼭 필요한 상황에서 필요한 만큼만 사용해야 한다.

5. 결국 내가 변해야 성공하는 것이다

쉽게 빠진 살은 쉽게 찐다. 족집게 과외를 받으면 일시적으로 성적이 오를 수는 있지만, 근본적으로 실력이 쌓이지 않는 한 성적은 다시 떨어질 수밖에 없는 것이다. 꾸준한 노력을 통해서 변화할 생각은 없이, 쉽게 살이 빠지기를 기대한다면 결코 다이어트에 성공할 수 없다.

꼭 명심해두기 바란다. 약물은 식이요법 초기에 배고픔을 참기 어려워서 번번이 실패할 경우 단기간만 도움을 주는 것이다. 약물이 음식에 대한 갈망과 배고픔을 잠시 막아주는 동안, 부지런히 변화를 시도해야 한다. 식이를 철저히 절제하고 꾸준히 운동하는 생활 방식을 굳혀놔야 한다. 그래야 초기에 약물을 사용하여 체중 감량을 이끌어낸 다음, 약물을 끊었을 때 다시 체중이 올라가는 실패를 하지 않을 수 있다.

① 삭센다(Saxenda)

삭센다는 2~3년 전부터 크게 유행한 다이어트 치료제이다. 리라글루티드(Liraglutide)라는 약품명으로 글루카곤-유사 펩타이드-1 (glucagon-like peptide-1 (GLP-1))와 비슷한 작용을 하는 약물이다. 의학적 용어라 해석을 해도 어렵다(의사들한테도 어렵다). 이 약은 원래 당뇨병 치료제로 개발이 된 약이다. 삭센다를 사용하면 장에서 분비되는 인크레틴이라는 호르몬 분비가 촉진되는데, 인크레틴이 인슐린의 분비를 촉진시키고 글루카곤의 분비를 억제하는 메커니즘이다.

삭센다 주사	=	인크레틴↑ 인슐린↑ 글루카곤↓

쉽게 설명을 하자면 이 약은 당뇨환자가 인슐린 주사를 맞는 것과 비슷하다.

당뇨 환자들은 혈당이 올라가면 안 된다. 따라서 인슐린은 당이 빨리 흡수되지 않게 하고 당을 대사 처리해서 혈액 내에서 당의 농도를 낮추는 역할을 한다. 이 약도 마찬가지로 음식물을 빨리 소화되지 않게 천천히 위에서 소장으로 넘어가게 한다. 그러는 동안 포만감을 유지하기 때문에 식욕을 저하하는 효과가 있다. 또한 식욕억제 중추에도 작용을 하여 식욕을 낮추는 효과가 있다고 한다.[3]

이 약의 강점은 중추신경흥분제 계열 약물 대비 의학적인 부작용이 적으며, 때문에 좀 더 오랜 기간 사용해도 비교적 몸에 덜 무리가 간다는 것이다. 또한 원래 당뇨병 약으로 개발이 되었다 보니 혈당 조절의 효과가 있어, 내장 비만을 감소시키고 심혈관계 질환의 위험을 낮춰줄 수도 있다고 한다. 따라서 나의 경우 각종 성인병의 가능성이 높아 보이는 중년 환자, 당뇨나 고혈압의 가족력이 있는 환자들한테 처방하기도 한다.

단점은 우선, 주사제라는 것이다. 사용 방법이 당뇨병 환자의 인슐린 자가 주사 요법과 흡사하다. 물론 주사제는 편리하게 개발되어, 웬만하면 자가 투여가 가능하다. 매일 일정량을 배나 허벅지, 팔뚝에 주사하는데, 피하에 주사하는 것이라서 바늘은 매우 작고 가늘다.

부작용은 속이 울렁거리고, 저혈당 상태처럼 온몸에 기운이 없어지는 것이다. 초기에는 피로를 느끼면서 잠도 많이 잔다. 위가 아프거나 설사를 하거나 변비가 생기기도 한다. 주사 제형이라서 주사 부위에 염증이나 멍이 생겨서 불편할 수도 있다. 아주 드물게 췌장염이나 담석증 같은 사례가 보고되기도 했다.[4]

나는 삭센다를 사용해서 비만, 고혈압 등 성인병이 동반된 알코올 중독 환자를 치료한 사례가 있다. 그 환자의 경우 알코올 중독 자체는 치료의 필요성을 느끼지 못했으나 삭센다를 사용해서 몸매가 좋아지니 치료에 긍정적으로 바뀌었다. 나중에는 술도 끊고 건강을 되찾게 되었다.

삭센다를 사용할 때 중요한 점은, 효과가 중추신경흥분제 계열의 약물에 비해 덜 강력할 수 있다는 것이다. 즉 식욕 억제 효과가 있으나, 환자가 마음만 먹으면 이겨낼 수 있을 정도이다. 따라서 삭센다를 사용할 때는 반드시 다른 다이어트 방법과 병행해야 한다. 식이요법이나 운동요법은 기본이고 이 장의 뒤에서 설명하는 심리적 방법, 사회적 방법들을 다 동원해서 함께 해야 한다.

또 다른 단점은 주사제 가격이 비싸다는 것이다. 물론 치료를 시작할 때 비싼 가격을 지불하면, 자신의 선택이 옳다고 믿고 싶고, 또한 그 결정을 따르고 싶은 마음이 든다. 삭센다를 택했다면 꼭 마음속에 새기자.

'내가 이 돈을 들여서 다이어트 하는데 꼭 성공하리라.'
'내가 주사까지 맞으면서 다이어트 하는데 절대 먹으면 안 된다.'

② 콘트라브(Contrave)

콘트라브는 정신건강의학과에서 우울증 치료제로 사용하고 있는 부프로피온(bupropion)이라는 약물과 알코올 중독과 마약 중독 치료제로 사용되고 있는 날트렉손(naltrexone)을 섞어 만든 비만 치료제이다.

부프로피온은 뇌에서 도파민과 노르에피네프린이라는 신경전달 물질의 재흡수를 선택적으로 차단하는 약인데 우울증에도 효과가 있지만 식욕을 억제하는 효과도 있다. 정신건강의학과에서 환자들을 치료할 때, 환자의 우울증을 치료하면서 살 빼는 효과도 기대할 때 종종 선택하는 약이기도 하다. 또한 니코틴에 대한 갈망을 줄여주는 효과도 있어서 금연 치료에도 사용이 된다.

날트렉손은 원래 중독 치료제이다. 날트렉손은 제2장에서 설명한 중독 회로에 작용을 해서 도파민의 분비를 억제하는 효과가 있다. 따라서 알코올 중독 환자나 마약 중독 환자의 치료제로 사용되는 약이다. 종종 도박 중독이나 인터넷 중독 같은 행위 중독 환자에게도 사용이 된다.

비만은 음식 갈망으로 인한 식이 중독이기 때문에, 기존의 중독 치료제가 효과가 있을 가능성이 크다. 나도 종종 다이어트가 필요한 정신건강의학과 환자들한테 날트렉손과 부프로피온을 함께 처방하는데, 콘트라브는 부프로피온 90mg과 날트렉손 8mg을 혼합한 제형으로 출시가되었으니, 이걸 개발한 제약사는 비만과 중독의 관계를 잘 파악한 회사일 것이다.

나는 비만 환자들 중에서 특히 중독적인 성향이 매우 강한 환자들에게 이 약을 추천하기도 한다. 음식에 대한 심한 갈망이나, 담배나 게임 중독과 같은 다른 중독을 함께 가지고 있는 경우에, 한꺼번에 해결되는 이득을 기대할 수도 있다.

처방을 해보면 오심, 구토, 어지럼증, 두통과 같은 부작용을 호소하는 환자들이 있는데 이것은 부프로피온과 날트렉손을 처방할 때 흔히 나타나는 부작용과 일치한다. 또한 불면, 불안 등의 증상이 생길 수도 있다. 다이어트 치료를 하면서 변비를 호소하는 경우도 있는데, 약물의 부작용일 수도 있지만 식이요법을 통해서 먹는 양 자체가 줄어서 생길 수도 있다. 부작용이 심해지면 반드시 의사의 진료를 받도록 하자.

③ 중추신경흥분제 계열 약물들

시중에 처방되는 다이어트 약물 중 강력한 효과를 나타나는 것은 각성 효과를 지닌 약물일 것이다. 푸링, 디에타민, 푸리민, 아디펙스, 휴터민 등등 비슷한 많은 제형들이 처방되고 있다.

이런 약들은 중추신경흥분제(교감신경 자극제)에 속하는 약들이다. 쉽게 설명을 하자면 커피 100잔 정도를 먹는 것이랄까? 여기에 속하는 물질은 펜터민, 펜디메트라진, 암페타민, 메틸페니데이트 등의 물질이 있다.

이 물질들은 각성 효과가 강한 약물로 기면병이나 ADHD, 다이어트 치료제 등으로 사용된다. 뉴스에서 종종 보는 메스암페타민(필로폰, 히로뽕)이라는 마약도 중추신경흥분제 제형의 다이어트약과 구조가 매우 유사한 약물이란 것을 명심하고 조심해야 한다.

중추신경흥분제는 뇌에서 도파민, 노르에피네프린, 세로토닌 등의 신경전달 물질의 분비를 증가시켜서, 중추신경을 자극하여 피로 감소와 정신을 집중하게 하는 효과가 있다.

하지만 각성 상태가 되면 긴장감이 높아지고, 초조, 불안 과민 상태, 불면 등의 증상이 나타난다. 과다 사용하면 의심, 망상, 환청 등 정신병적 증상이 생기거나 협심증이나 간질 발작을 유발할 수도 있다. 조심하자. 이 약들은 향정신성의약품이다.

다이어트에 효과는 매우 강력하다. 식욕이 뚝 떨어짐을 느끼게 된다. 그러나 중추신경흥분제 제형의 다이어트 약은 중독 성향을 가진 약물들로 내성과 의존성이 생긴다. 처음에 사용했던 용량으로는 금세 효과가 떨어져서, 더 높은 용량을 찾게 된다. 약을 조금씩 높이다 보면 각종 부작용들도 더욱 심해진다.

중독 치료 클리닉에는 중추신경흥분제 제형의 다이어트 약을 처방받다가 이 약물에 중독이 되어 약물 중독 치료를 받기 위해 찾아온 환자들이 다수 있다. 이렇게 생겨난 약물 중독 치료는 매우 어렵다. 다이어트도 상당히 힘들어진다. 약물 치료 이후에 생기는 요요 현상도 클 수 있다. 환자가 정신적으로 매우 피폐해지는 것은 물론이다.

따라서 이 계열의 약물을 사용할 때는 반드시 전문적인 클리닉에서 의사와 상의를 하고, 의사의 처방에 따라서만 약물을 복용해야 한다. 마음대로 약을 과다 복용하거나, 큰일 날 일이지만, 불법적인 경로를 통해서 약을 모아서 스스로 복용하는 것은 매우 위험하다. 또한 법적인 문제를 일으킬 수 있으니 주의해야 한다.

꼭 의사와 상의하여 단기간만 사용을 하자. 약을 쓰는 동안 좀 더 안전하고 오랫동안 유지할 수 있는 방법들을 끌어올려야 한다.

④ 제니칼(Xenical)

제니칼은 올리스타트(orlistat)라는 성분명을 가진 약으로, 중추신경계에 작용하기보다는 소화 흡수에만 관여하는 약이다. 중추신경계에 대한 작용이 없다 보니, 식욕 억제의 효과는 없다. 대신 정신과적인 부작용이 현저히 적은 장점이 있다.

이 약의 메커니즘은 소화 효소 중 지방을 체내로 흡수하는 역할을 하는 '리파아제'의 기능을 억제하는 것이다. 이 약은 기름진 음식을 먹었을 때, 먹은 지방의 '일부'가 소화되지 않고 대변과 함께 배설되게 만들어준다.

그렇다고 약만 믿고 기름진 음식을 마구 먹어서는 안 된다. 이 약이 모든 지방의 흡수를 차단하는 것이 아니라, 일부 지방의 흡수를 차단하는 것이기 때문이다. 또한 이 약에 대한 경험이 있으신 분들은 잘 아시겠지만, 지방 변을 보는 것은 굉장히 번거로운 일이다. 제니칼에 대한 사용 경험이 많고 배변 훈련을 잘 해온 분들조차도, 아차 하는 순간에 '실수'할 수 있다. 그래서 이 약을 사용할 때는 가방에 속옷 한 벌씩 꼭 가지고 다녀야 한다. 살 뺀다는 게 참 쉽지 않다.

이 약은 과식을 한 이후에 복용을 해도 효과가 있기 때문에, 혹시나 실수로 과식을 하거나 도저히 피할 수 없는 회식이 있을 경우에 사용해볼 수도 있다.

나는 제니칼을 식이 조절에 어려움이 큰 고도 비만 환자들에게 주로 추천한다. 비만 정도가 높으면 초기부터 식이 조절을 심하게 할 경우, 몸이 변화를 감당하기가 어려울 수 있기 때문이다. 또한 병식이 너무 낮을 경우에도 제니칼이 효과적일 수 있다. 매일같이 치킨과 피자, 삼겹살을 멀리하지 못한다면 제니칼을 권해본다. 제니칼을 복용하고 나서 화장실에서 지방 변을 보면서, 내가 먹은 지방이 얼마나 많은지 실감해보기를. 중요한 건 배설된 지방은 내가 먹은 지방의 일부에 지나지 않는다는 사실이다.

이외에도 많은 다이어트에 도움을 주는 약물들이 있다. 반드시 약물의 효과가 의학적으로 밝혀져 있으며, 안정성이 확인된 승인된 약물을 사용하도록 하자.

05

사회적 치료
① 당신의 다이어트를
온 세상에 알리고 성공을 약속하라

다이어트를 만천하에 공개하라

우리 민족의 영웅 이순신 장군은 자신의 죽음을 적에게 알리지 말라고
당부하셨다. 그러나 다이어트는 그 반대이다. 만일 다이어트에 돌입했다
면, 그 사실을 주변의 많은 사람들에게 알려야 한다.

당장 가족, 친구, 동료들에게 당당하게 말하자.

"저 요즘 관리해요!"

혹 그들이 비웃을까 봐 걱정이 되는가? 만약 비웃는 사람이 있다면 그 사람들은 아직 시작도 못 한 사람들이다. 다이어트를 제대로 해본 사람은 다이어트의 필요성을 잘 이해하고 있다. 또한 다이어트가 얼마나 힘든 과정인지도 잘 알고 있다. 그런 사람은 당신의 도전을 절대 비웃지 않는다. 진심으로 응원할 것이다.

혹시 이 책을 공개적인 장소에서 꺼내보는 것이 창피한가? 당당하게 펼쳐서 보라. 여러분은 이제 완전히 달라질 것이 아닌가!

다이어트를 주변에 알려야 하는 이유는 다음과 같다.

1. 나에게 음식을 권하지 않게 하기 위해서다

다이어트를 시작했음을 주변 사람들에게 알리고 불필요한 음식을 주지 말아 달라고 부탁해야 한다. 음식의 유혹은 강력하다. 혼자서 잘 견딘다 하더라도 누군가 맛있는 음식을 불쑥 권하면 훅 넘어가기가 쉽다. 따라서 주변 사람들부터 통제를 해야 한다.

혹시나 부탁에도 음식을 권한다면 정중히 사양하고 이해를 시켜보자. 그럼에도 불구하고 자꾸 음식을 권하는 사람이 있다면, 그런 사람은 경계해야 한다. 여러분의 성공을 바라지 않는 사람일 수 있다. 혹은 자녀를 사랑하시는 부모님이 안쓰러워서, 몸 상할까 봐 음식을 잘 차려주려고 할 수 있다. 몰라서 그런 것이니 화내지 말자. 지금까지 책에서 배운 내용을 잘 설명드리자. 엄마 탓만 하는 건 핑계다.

2. 내가 다른 사람들의 눈치를 보게 하기 위해서다

주변 사람들을 감시자로 만들어야 한다. 사람의 의지는 나약하기 때문에 스스로를 경계할 수 있는 장치를 마련하는 것이 좋다. 식당에서 많은 음식을 먹고 있을 때, 간식을 몰래 먹고 있을 때 그런 모습이 주변 사람들의 눈에 띄면 비웃음거리가 될 것이다. 우스운 사람이 되고 싶지 않다면, 스스로 약속을 지켜내야 한다.

3. 함께 할 수 있는 친구를 찾을 수 있다

주변에는 분명히 비만으로 고민하는 사람이 있을 것이다. 또는 아무도 모르게 다이어트를 하고 있는 동료도 있을 것이다. 용기 있게 다이어트를 선언하고 나면, 서로 도움이 되는 친구를 찾을 수 있다. 함께 소통하고 정보도 교환할 수 있으며, 서로에게 감시자가 되어줄 수도 있다. 최대한 주변에 힘을 합칠 수 있는 우군을 만들어두는 게 좋다. 그리고 다이어트에 위기가 닥쳤을 때, 반드시 그들을 만나라.

사람들에게 나의 다이어트가 시작되었음을 당당히 알렸다면, 더 나아가 반드시 성공하겠다고 약속을 해라. 약속은 나의 생각과 행동을 구속하는 힘이 있다. 우리는 자기가 한 약속을 지키려고 하는 심리적인 강박을 가지고 있기 때문이다. 여기서는 어떻게 약속을 할 것인가를 설명하겠다.

1. 약속은 공개적으로 하라

약속은 나 혼자 머릿속에서 하는 것이 아니다. 다른 사람들 앞에서 공개적으로 해야 한다. 나는 대학생들과 다이어트 프로그램을 할 때, 학생들이 강단에 나와서 친구들에게 큰 목소리로 자신의 약속을 발표하게 하였다. 이렇게 입 밖으로 나와서 다른 사람에게 전달된 약속만이 힘을 지니게 된다.

2. 많은 사람들과 할수록 효과적이다

되도록 많은 사람들과 하는 약속이 더 효과적이다. 내가 근무하던 대학에 한 교수님이 담배를 끊고 싶어서 소속 연구원들과 몇 차례 금연 약속을 하였는데, 번번이 실패하였다고 고민을 털어놓으셨다. 나는 그 교수님께 말했다.

"학교 학생들이 다 모인 자리에서 공개적으로 금연을 약속해보세요. 그리고 만일 교수님이 담배를 피우다 학생들한테 발각되면, 그 학생에게 용돈을 주시는 걸로 해보세요. 바로 효과가 있을 거예요."

3. 껄끄러운 상대일수록 효과가 높다

위 예시에서 교수님의 실패 원인을 좀 더 살펴보면, 약속을 한 상대가 자신에게 편안한 제자들이라는 것도 문제였다. 소속 연구원들이 스승에게 직언을 하기가 쉽지 않을 것이다. 약속은 편하지 않은 대상과 하는 것이 효과적이다.

예를 들어, 여자친구보다는 여자친구의 어머니, 남편보다는 시어머니, 후배보다는 선배와 약속하라. 물론 이렇게 약속을 하는 것은 쉽지가 않다. 그래서 나는 약속하는 대상을, '내가 아주 편하지는 않으면서, 그렇다고 아주 모르지도 않은 사람'으로 고르라고 권한다. 즉, 친한 친구보다는 적당히 아는 직장동료가 낫다.

사회적 치료
② 다이어트 성공의 동지와 피해야 할 적을 구분하라

뭉치면 힘이 생긴다

여러 마리의 몽구스 앞에 무시무시한 비단뱀이 노려보고 있다. 어떻게 될 것 같은가? 놀랍게도 얼마 후에는 비단뱀이 오히려 몽구스들의 먹이가 된다. 이렇게 집단의 힘은 강하다.

같은 뜻을 가진 사람 여럿이 뭉치면 집단의식이란 것이 생긴다. 우리는 집단의식의 강인함을 여러 가지 사건에서 확인해볼 수 있다. 2002년 월드컵 당시 국민 모두 얼마나 똘똘 뭉쳐서 '대한민국!'을 외쳤던가.

앞에서 이야기했던 나와 격투기 선수와의 대결을 생각해보자. 적절한 무기를 사용해야 한다는 말에 한 가지 더 추가하겠다. 바로 우리 편이 많으면 승리할 수 있다는 것이다. 30년간 범생이로 살았던 나라도, 100명이 모여서 덤비면 아무리 강한 격투기 선수와도 해볼 만하지 않을까?

다이어트 역시 혼자서 하기보다는 집단의 힘을 이용하는 것이 도움이 된다. 집단 치료는 효율성이 높다. 연약한 인간의 의지를 서로 합하여 강력한 집단의식을 만들어보자. 스스로 리더가 되어 다이어트 동호회를 만들어보자. 함께 다이어트 목표를 정하고 서로 목표 달성을 독려하는 모임들도 이미 많다. 이러한 다이어트 모임에 참여를 하는 것도 좋다. 혹시나, 이 책을 읽고 있는 다른 독자를 만난다면 서로 응원해주기로 하자.

서로 눈감아주는 동지애, 도움이 안된다

'우리 오늘만 서로 눈감아주기로 해!'는 정말 도움이 안 된다. 이런 파트너와는 다이어트를 함께하는 것이 아니다. 그냥 친하게만 지내라. 다이어트는 비만이란 적을 상대로 하는 전쟁이다. 전쟁에 승리하기 위해서는 함께 싸워줄 강력한 의지를 가진 전우가 필요하다. 반드시 나를 다잡아줄 수 있는 사람과 하자.

더불어 나를 중독에 빠뜨리는 사람은 과감히 정리하는 것이 답이다.

유독 그 친구만 만나면 폭식과 폭음을 하여 다음 날 후회하게 된다면, 그 친구와의 만남은 생각을 해보아야 한다. 알코올 중독을 치료할 때, 환자들이 가끔 이런 고민을 한다.

"제가 오늘 학교 동창 모임이 있어요. 그런데 거기만 가면 반드시 술을 마시게 돼요. 그 친구들은 저랑 너무 친하기도 하고, 늘 함께 술을 마셔오기도 했고, 제가 술을 잘 먹는 걸 너무도 잘 알고 있어요. 그래서 도저히 거절할 수가 없어요."

참 난감한 경우이다. 이 환자는 그 모임에 나간다면 술을 먹을 확률이 99.99999…%이다. 나는 이럴 경우에 과감히 그 모임에 나가서는 안 된다고 말을 한다.

음식에 대한 유혹은 피하는 게 답이다. 도망쳐야 하는 것이다. 나를 폭식하게 만들 수 있게 이미 세팅이 된 친구를 만나서, 무작정 음식의 유혹을 견뎌보겠다는 것인가? 무의식 속에는 그냥 나가서 실컷 먹고, 나중에 친구를 탓해야겠다는 생각이 깔려 있을 수도 있다.

그런 모임 전에는 미리 선언을 해야 한다. "나는 지금 다이어트 중이야. 그래서 오늘은 맛있는 음식과 술을 먹을 수 없어." 그런 다음, 음식을 최소로 주문하거나 아예 카페 같은 곳에서 만나도록 하자. 친구에게 자신의 상황과 다이어트의 필요성을 설명하고 이해시켜보자.

그럼에도 불구하고 그 만남이 실패하여 폭식과 폭음으로 끝났다면, 그 친구는 과감히 정리해야 한다. 나의 다이어트에 도움이 안 되기 때문이다. 친구가 내 인생을 책임져줄 것도 아니지 않은가? 그렇다고 완전히 절교하란 뜻은 아니니 오해하지 말자. 다이어트에 완전히 성공한 후로 만남을 조금만 미뤄두자.

힘겨운 전쟁에서 힘이 되어줄 전우를 찾아보자.

서로 용서해주는 친구는 그냥 좋은 친구로 영원히 함께하자.

다이어트는 함께 하지 말고.

07

사회적 치료
③ 스마트폰을 적극 활용하라

마음만 먹으면 뭐든 하기 쉬운 세상이다.

다이어트를 도와주는 각종 어플들도 수많은 종류가 개발되어, 여러분들의 선택을 기다리고 있다.

1. 섭식 장부를 어플로 써라

섭식 장부를 쓰면서 먹은 음식의 칼로리를 굳이 계산하지 말라고 했지만, 실제로 하루 종일 무엇을 먹었는지 기록만 하면 자동으로 칼로리 계산을 해주는 정도의 기능을 가진 어플은 흔하다.

2. 어플로 운동량을 체크하라

디지털 워치 같은 스마트 기기들은 현재 나의 건강 상태를 시시각각 체크하여 분석까지 해준다. 오늘 내가 한 운동량도 전부 다 확인할 수 있다. 만보기 앱은 하루에 몇 걸음을 걸었는지 자동으로 측정해주고, 어떤 운동을 얼마나 했는지 기록하면 소모한 칼로리를 자동으로 계산해주는 어플도 있다. 나는 스마트폰에 깔려 있는 기본 앱을 사용하는데, 기본 앱도 충분한 기능을 갖추고 있다.

3. 알람 어플을 활용하라

너무 바빠서 식사 시간도 잊을 정도라면, 운동 시간을 자꾸만 깜박깜박 잊는다면, 섭식 장부 쓰기를 잊어버린다면 알람 어플을 활용하자. 식사 시간, 운동 시간을 지정해놓고 알람이 울리도록 하면 잊지 않고 관리할 수 있을 것이다.

어플 중에서는 게임처럼 다이어트 목표량에 도전하는 것도 있고, 어플 속의 유저들과 서로 경쟁하는 것도 있다. 도전자들이 목표 달성에 성공하면 좋은 곳에 돈을 기부하는 어플도 있다. 다들 기막힌 아이디어로 여러분들의 다이어트 성공을 위해 손짓하고 있다.

어차피 스마트폰을 옆에 끼고 살 거라면, 차라리 나의 다이어트를 위한 최고의 도구가 될 수 있도록 활용해보자. 도구는 어떻게 사용하는가에 따라 그 가치가 달라질 수 있다. 어떤 사람은 침대에 푹 퍼져서 운동은 하나도 하지 않고 스마트폰만 만지작거리면서 시간을 보낸다. 이 경우 스마트폰이 살이 찌는 원인 중 하나가 될 것이다.

반대로 어떤 사람은 그 스마트폰을 활용하여 다이어트도 하고, 건강을 유지하고, 자기 계발에 사용할 수도 있다. 스마트폰이 다이어트를 위한 무기가 되도록 사용하자.

여러분은 어느 쪽에 속해 있는가?

치료를 할 때, 정규분포곡선의 양 극단에 해당하는 환자는 치료가 참 어렵다. 아래 정규분포곡선에 중간쯤 되는 사람들이 가장 다이어트를 시도하기도, 다이어트에 성공하기도 좋다.

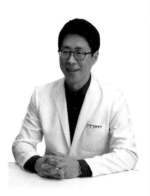

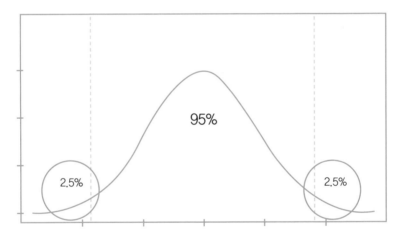

살이 너무 찐 사람들은 자신이 비만임을 인정하지 않거나 외면한다. 또한 비만이 문제가 아니라 당장 건강 체크부터 해야 할 수도 있다. 또한 살이 찔 수밖에 없는 기저 질환을 앓고 있는 경우도 있다. 식이요법과 운동을 처방한다고 해도 몸이 견뎌줄지 걱정스럽기도 하다.

하지만 이 군에 속하는 사람들이 정말 정신 차리고 다이어트를 한다면, 다이어트의 효율성은 가장 높다. 쭉쭉 변화되는 모습에 가장 만족도가 높다.

반대로 별로 뺄 살도 없는데, 스스로 비만이 심각하다고 찾아오는 사람들도 치료하기가 어렵다. 보통 이런 사람들은 비만이라고 하기 어렵다. 일반적인 비만의 진단 기준에 맞지 않다. 하지만 비만의 기준이 개인에 따라 다를 수 있다. 만일 연예인이나 방송인 또는 패션 관련 종사자라면, 일반인보다 이 기준이 엄격할 수 있다. 이럴 경우, 주치의는 좀 더 세밀한 전략을 짠다. 이미 어느 정도 식이요법과 운동을 하고 있는 경우가 대부분이기 때문이다.

반에서 1등 하는 학생이 전교 1등으로 도약하기 위해선, 지금까지보다 훨씬 더 많은 노력과 전략이 필요하지 않겠는가. 운동을 좀 더 강화해서 근육량을 늘려볼 것을 권한다. 전문적인 운동 치료사의 도움을 받아보는 것도 좋다. 지방 흡입과 같은 핀포인트(Pin-point) 전략이 필요할 수도 있다.

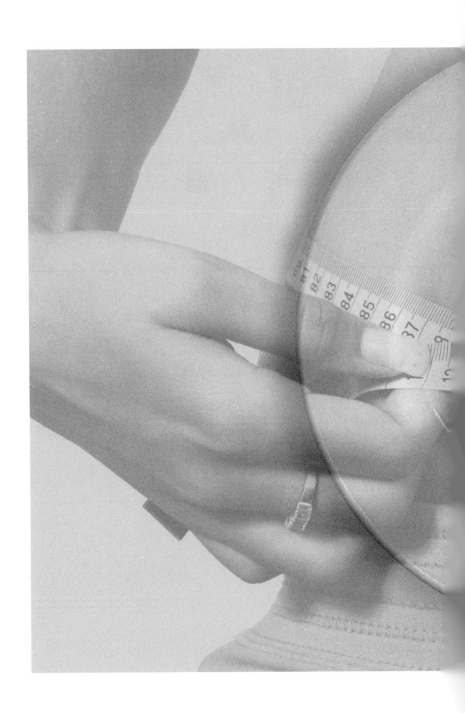

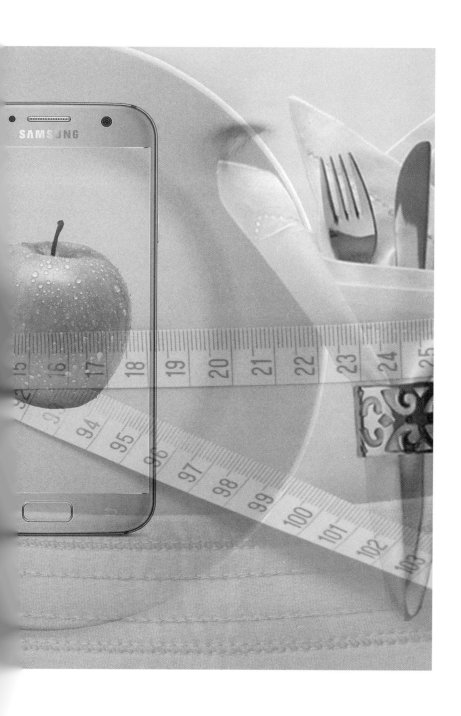

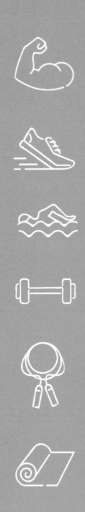

5장

비만은
정신적
문제다

- 심리적 치료
  12단계

01

심리적 치료 12단계란
무엇인가?

먼저 중독 치료에서의 '12단계'에 대한 소개를 드리고자 한다.

12단계는 알코올 중독 환자들이 '익명의 알코올 중독자들(AA: Alco-
holics Anonymous)'이라는 자조 모임에서 자신들의 회복 원리를 12단계
로 정리한 것이다.

이 치료법은 1939년도 미국에서 시작이 되었으니, 대략 80년이 넘는
역사를 자랑한다. 지금까지 AA와 12단계 중독 치료는 수많은 알코올 중
독자들을 중독의 늪에서 해방시켜주었으며, 현재도 활발하게 환자들의
회복을 위해서 활동하고 있다.

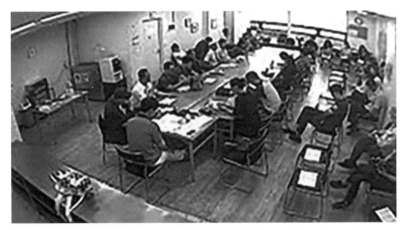

AA 진행모습

나는 12단계 중독 치료법을 다양한 중독 질환 환자들에게 시행했으며, 개인 치료 또는 집단 치료 형식으로 진행을 하였다. 이 치료는 알코올 중독, 마약 중독, 도박 중독 및 인터넷 중독 등 모든 중독 질환에서 효과를 나타냈으며, 비만 치료에서도 충분한 효과가 있었다고 자부한다.

교수로 근무하던 대학에서는 매년 한 학기 동안 12단계 중독 치료를 강의하였다. 그리고 학생들이 12단계 중독 치료를 사용하여 학생들 각자의 문제를 검토하고, 자신의 중독 문제를 해결할 수 있도록 도왔다. 많은 학생들이 비만, 담배, 게임, 게으름 등의 중독 문제를 해결하려고 노력했으며, 그러한 노력은 제자들이 앞으로 인생을 살아가는 데 큰 역할을 할 것이라고 믿는다.

여러분의 이해를 돕기 위해 AA 12단계의 전문을 아래에 제시하였다.

- **제1단계** 우리는 우리가 알코올에 무력하여 우리의 삶이 수습할 수 없게 되었음을 시인했다.
- **제2단계** 우리 자신보다 더 큰 힘(위대하신 힘)이 우리를 본 정신으로 회복시킬 수 있음을 믿게 되었다.
- **제3단계** 우리가 이해한 대로의 신의 돌보심에 우리의 뜻과 우리의 삶을 맡기기로 결정했다.
- **제4단계** 샅샅이 그리고 두려움 없이 우리 자신에 대한 도덕적 검토 목록을 만들었다.
- **제5단계** 신과 우리 자신과 다른 사람에게 우리의 잘못을 있는 그대로 시인했다.
- **제6단계** 신께서 이러한 모든 성격상 결점을 제거해주시도록 모든 면에서 준비했다.
- **제7단계** 신께서 우리의 단점을 제거해주시도록 겸손하게 간청했다.
- **제8단계** 우리가 해를 끼친 모든 사람의 명단을 만들어서 그들 모두에게 자진하여 보상하려고 했다.
- **제9단계** 보상하는 것이 그들 또는 다른 이들에게 해가 되는 경우를 제외하고는, 가능하다면 언제 어디서나 그들에게 직접 보상했다.
- **제10단계** 인격적인 검토 목록 작성을 계속하여 우리가 잘못할 때마

다 그것을 즉시 시인했다.

- **제11단계** 기도와 명상을 통해서 우리가 이해한 대로의 신과 우리의 의식적인 만남을 깊이하려고 노력하면서, 우리를 위한 그의 뜻을 알게 해주시고 그것을 이행할 수 있는 힘을 주시기만을 기도했다.
- **제12단계** 이런 단계들의 결과 영적으로 각성되어, 우리는 알코올 중독자들에게 이 메시지를 전하고, 우리의 모든 일상에서 이 원칙들을 지키려고 노력했다.

— 출처: 『12단계 중독 치료 워크북』, 김한오

이 치료의 특이한 점은, 12단계 문구 어디에서도 직접적으로 술을 먹지 말라는 내용이 없다는 것이다. 자신의 문제를 인정하고 검토하며, 스스로 고쳐나가기 위해서 실천하는 것이 치료의 전부이다.

12단계 비만 치료는 여러분의 이해를 돕기 위해 12단계 중독 치료의 내용을 쉽게 바꿔서 설명하였다. 또한 각 단계별로 여러분 스스로 기록할 수 있게 워크북 형태로 구성을 하였다. 반드시 써보도록 하자.

12단계는 이론으로 하는 치료가 아닌 '실천'이다. 머릿속으로만 하는 다이어트는 의미가 없다는 점을 명심하기 바란다. 12단계 비만 치료를 하는 동안 자신의 문제를 인정하고 인생을 바로잡아 나가는 과정을 강조할 것이다.

※ 12단계 비만 치료는 한 주에 한 단계씩 실천하기를 권장한다. 총 12주짜리 심리적 치료 프로그램으로 뒤에 부록에서 제시한 12주 식이요법 및 운동요법과 함께 활용하여 효과적인 다이어트 계획을 완성하라.

※ 12단계 중독 치료는 서구 국가의 문화적인 영향으로 인하여 종교적인 내용처럼 들릴 수 있다. 물론 나는 이 치료를 절대로 특정 종교와 연결하여 해석하지 않음을 확실히 해둔다.

※ 앞으로 이어지는 12단계 설명 끝에는 각 단계별 워크북 예시를 달았다. 40대 회사원 여성의 이야기를 다듬은 것이다. 이 예시들을 참고하여 책 끝의 [부록 3 – 워크북]을 채워나가보라.

02

12단계 비만 치료 중

제1단계 : 비만임을 인정하라

> "나는 내가 음식 앞에 무력했으며,
> 나의 삶을 수습할 수 없게 되었다는 것을 시인했다."

첫 소절부터 내용이 너무 가혹하다는 불만의 목소리를 종종 듣곤 한다. 여러분은 위 문구를 얼마나 인정하는가? 이 책을 읽고 있는 여러분은 과연 음식 앞에 무력한가? 정말 비만으로 인해서 삶을 수습할 수 없게 되었는가?

'나는 조금도 음식 앞에 무력하지 않고, 내 삶도 전혀 문제가 없어. 마

음만 먹으면 음식을 얼마든지 통제할 수 있어.'

이렇게 생각하지만 현재 '비만인 상태'이고 '다이어트를 전혀 시도하지 않고 있다'면, 숙고전 단계이거나 심각한 교만에 빠져 있는 상태일 것이다. 치료가 어렵다.

그러나 반대로 이렇게 생각하는 경우도 있다.

'나는 100% 무력하다. 나는 절대로 음식을 이겨낼 수 없다.'
'내 삶도 비만이란 문제로 인하여 완전히 무너졌다. 이대로는 내 삶을 수습할 수 없다.'

그렇다면 먼저 질문하겠다.

"완전히 비만 문제를 인정했다면, 그럼 지금 식이요법과 운동요법을 시작했습니까?"

만일 자신의 문제를 완전히 인정하고, 그 문제를 고치기 위해 계획을 세워 실천하고 있다면, 바로 다음 단계로 넘어가면 된다.
그러나 인정을 하면서도 아직 주저하고 있다면, 또는 아직 별다른 계획이 없다면 이것은 제대로 된 인정이 아니다. '아는 척'하거나 '아는 것 같긴 한 것'은 '진짜로 아는 것'과 완전히 의미가 다르다.

알코올 중독 환자가 '저는 술에 완전히 무력하고, 술 때문에 인생 다 망쳤어요.'라고 하면서 오늘도 술을 먹는다면 이 사람이 정말 자신의 병을 인정한 것일까?

술 한잔을 들이켤 때, 마음속에는 '이 한 잔에 대해서만은 무력하지 않다'는 생각이 있는 것이다. 같은 원리로 비만 환자가 갑자기 폭식할 때 마음속에는 '이 정도는 괜찮을 거야.'라는 생각이 자리 잡고 있다. 이렇게 쉽게 자기 스스로를 용서해버리는 것은, 아직 제대로 된 문제의식이 생기지 않았다는 뜻이다. 진심으로 100% 무력함을 인정한다면, 더 이상 음식을 조절하지 못하는 문제를 일으키지 않는다.

한편, 대부분 사람은 중간 정도로 대답한다.

'나는 어느 정도 음식에 대해서 무력한 것 같다.'
'폭식하지 않고 잘 참아오다, 어젯밤 결국 유혹을 못 이기고 말았다.'
'나는 매번 음식 조절을 못 하는 건 아니고, 큰 병 안 걸리고 그런 대로 잘 살고 있다.'

이렇게 대답한 사람들에게 묻겠다.

"지금의 모습이 '원래 자신이 원하던 모습'이고, 지금의 삶이 '내가 계획한 대로'의 삶인가? 만일 아니라면, 무엇이 이렇게 만들었다고 생각하는가? 이 문제를 그대로 둔다면 앞으로 어떻게 될 것이라고 생각하는가?"

12단계 비만 치료의 제1단계는 자신이 비만임을 인정하는 데서 시작한다. 진정으로 자신의 문제를 인정하고 받아들여야만 치료에 성공할 수 있다. 그러나 자신의 문제를 진심으로 100% 인정하는 것은 매우 어렵다. 여전히 마음속에는 '그래도 나는 어느 정도 무력하지 않다'는 교만함이 있기 때문이다.

만약 오늘도 계획된 식사량보다 많은 양을 먹었다면, 그 순간 12단계 비만 치료 중 '제1단계'가 무너진 것이다.

지금부터 책상 앞에, 핸드폰 배경 화면에, 또는 카카오톡 프로필에 "나는 내가 음식 앞에 무력했으며, 나의 삶을 수습할 수 없게 되었다는 것을 시인했다."라고 크게 써놓도록 하자. 조금이라도 나의 문제를 진심으로 인정하기 위해서이다.

1. 내가 비만이란 중독에 빠지게 된 원인은 무엇인가?

나는 유전적으로 원래 체중이 많이 나가는 집안에서 태어났다. 무거운 몸에는 귀찮아하는 성격이 자리 잡게 되었다. 또한 외모에 크게 신경을 안 쓰고 살았다. 회사에서 인정받고 싶어 하는 욕구와 거절을 하지 못하는 성격 탓에, 늘 회식 자리 끝까지 남았다. 야근이라도 하는 날에는 반드시 야식을 챙겨먹는다.

2. 내가 음식에 무력한 증거는 무엇인가?

나는 전형적인 빵순이다. 그리고 스트레스를 받으면 꼭 초콜릿을 먹는다. 어느 날 금요일 밤에는 혼자 피자를 한 판 다 먹은 적도 있다. 그리고 남은 음식은 끝까지 먹는 습관이 있다. 하지만 먹고 나면 곧 후회가 밀려온다. 기분이 우울해진다.

3. 비만으로 인하여, 내 삶에 일어난 문제는 무엇인가?

자신감이 없어지고 위축된 삶을 살았다. 핏이 살아 있는 옷, 비키니 수영복은 나 같은 사람이 입으라고 있는 옷이 아니다. 대인 관계가 위축될 수밖에 없었다. 몸이 무겁다 보니 늘 힘이 들고, 일의 효율이 떨어지고 추진력이 없다. 차츰 우울한 성격으로 바뀌는 것 같다. 사람들이 뚱뚱하고 게을러서 일도 못한다고 생각할까 봐 두렵다.

조금만 많이 걸으면 무릎 관절이 안 좋고, 허리도 아프다. 지난 건강검진 때 비만으로 고지혈증 증세가 있다고 해서 약을 처방받았는데, 먹지 않았다. 이러한 건강 상태를 받아들이기가 싫다.

03

12단계 비만 치료 중
제2단계 : 비만 탈출을 위한 위대하신 힘을 찾아라

> "우리보다 위대하신 힘이 우리를 본정신으로
> 돌아오게 해주실 수 있다는 것을 믿게 되었다."

12단계 비만 치료 제2단계는 '믿음'에 대한 이야기를 하겠다. 중독자는 자기 멋대로 생각하고 행동하려고 한다. 그러한 자기중심적인 사고와 행동의 결과물이 바로 중독이다.

주변의 걱정에도 불구하고 '난 괜찮아!' 하면서, 늘 많이 먹고, 운동은 하려고 들지 않았다. 이렇게 살다 보면 비만이 될 것이라는 수많은 경고

들을 무시하고 지내왔다. 여러분은 과거에 수차례 다이어트를 계획했을 것이다. '머릿속 다이어트'로 그치거나 '내 멋대로의 다이어트'를 진행하다 얼마 안 가서 그만두게 되었을 것이다. 그 결과물이 바로 지금의 몸매이다.

자기 멋대로의 방법이나 기준을 가지고 했던 과거의 다이어트 방식으로는 성공할 수 없다. 설령 잠시 동안 살을 뺀 상태를 유지하다가도 얼마 가지 않아 요요를 만나게 될 것이다. 이제부터는 지금까지의 잘못된 자신을 버려야 한다. 자신의 아집을 내려놓아야 한다. 제2단계에서 말하는 '본정신'이란, 정신 나간 상태를 바로 잡고 현실을 바라볼 수 있게 된 정신이다.

다이어트에 성공하기 위해서 전문가의 도움이 필요하다고 말했던 것을 기억하는가? 지금부터 여러분을 비만 중독에서 벗어나게 해줄 수 있는 '위대하신 힘'을 찾아야 한다. 여러분을 정신 차리게 해서 비만 문제를 깨닫게 해줄 수 있는 사람, 여러분에게 당장 식이를 조절하고 운동을 하게 해서 결과적으로 삶을 정상화해줄 수 있는 능력을 지닌 존재를 찾아라.

예를 들어서, 현재 내게 '위대하신 힘'은 나의 수영장 코치 선생님이다.

그의 전문성과 열정이 나의 건강을 지켜줄 것이라 믿는다. 여러분도 다이어트를 계획하거나 실행 중이라면 여러분의 다이어트를 이끌어줄 '위대하신 힘'이 있을 것이다. 필라테스 강사 선생님, 비만 클리닉의 주치의 선생님, 식이 상담 선생님 등 모두 다 위대하신 힘이 될 수 있다.

꼭 돈을 들여서 전문가를 찾으라는 말이 아니다. 비만으로부터 탈출할 수 있도록 여러분을 이끌어줄 수 있는 강력한 힘은 모두 위대하신 힘이 될 수 있다. 여러분의 건강을 항상 걱정하고 도와주고 싶어 하는 가족들, 또는 돌봐줘야 하는 자녀들, 함께 다이어트를 시도하고 있는 비만 탈출 동호회 회원, 이미 다이어트에 성공한 다이어트 선배님, 다이어트 유튜버 등 모든 사람이 위대하신 힘이 될 수 있다.

이 책, 혹은 이 책의 저자인 나도 여러분의 위대하신 힘으로 활용될 수 있다. 이 책은 여러분의 회복을 위해서 최선의 노하우를 담고 있기 때문이다.

한 가지 더 당부드리자면, 위대하신 힘이란 반드시 여러분을 올바른 길로 이끌 수 있는 검증된 길이어야 한다는 것이다. 잘못된 다이어트 방법에 빠지는 것은 경계해야 한다. 지금부터 나의 '위대하신 힘'을 정하고 그를 통해서 다이어트에 성공할 것이라 믿자.

1. 지금까지의 다이어트가 실패한 이유는 무엇인가?

살이 찌면서 '나도 다이어트를 해야지.' 하는 생각을 가져본 적은 있지만 실행하진 않았다. 주변 친구들이 함께 다이어트를 하자고 권유했을 때, 못 이기는 척 따라 했지만 뚜렷한 목표의식은 없었다. 결국 핑계를 대면서 그만두었다. 그 후에 한 번 더 다이어트를 결심했지만 제대로 계획을 세우지 못하고 실패하고 말았다. 나는 뚜렷한 다이어트에 대한 문제의식이 없었고, 구체적인 다이어트 계획도 마련하지 못하고 여전히 머릿속 다이어트만 구상하고 있었다.

2. 나에게 다이어트의 목표는 무엇인가? 살을 빼고 나서 어떤 삶을 살고 싶은가?

내가 만일 살이 빠진다면 지금보다 당당하고 자신 있게 살아보고 싶다. 멋진 옷을 입어보고 싶다. 모임 자리에서 위축되고 싶지 않고, 활기찬 삶으로 돌아가고 싶다. 건강하게 살고 싶다. 이번 다이어트를 계기로 나는 다시 나의 삶의 주인공이 되고 싶다. 그리고 내가 하고 싶은 새로운 일에 당당히 도전해보고 싶다. 물론 날씬한 몸매를 가지고 말이다.

3. 나에게 위대하신 힘이 무엇인지 써보자
(비만에서 탈출할 수 있도록 나를 이끌어줄 수 있는 강력한 힘이 위대하신 힘이다.)

나는 신나고 재미있는 운동을 좋아한다. 집 근처에 테니스장이 있어서 상담받았다. 테니스 코치 선생님을 위대하신 힘이라 생각하고 열심히 테니스에 매진해보겠다. 또한 나의 딸이 항상 나를 걱정해주고 있다. 딸을 잘 돌봐주려면 나는 반드시 건강해져야 한다. 또한 뚱뚱한 나를 늘 걱정하셨던 아버지를 생각하면 나는 더욱 건강해져야 한다. 나를 항상 지지해주고 응원해주는 친구들이 있다. 항상 친구들의 조언을 머릿속에 새기고 다이어트를 해나갈 것이다.

04

12단계 비만 치료 중

제3단계 : 즉시 결단을 내리고 다이어트를 시작하라

> "위대하신 힘에 우리의 뜻과 삶을 맡기기로 결정했다."

12단계 비만 치료 제3단계에서는 '맡김' 그리고 '결단'에 대한 이야기를 하겠다.

제2단계에서 내가 믿고 따를 수 있는 위대하신 힘을 정했다면, 제3단계에서는 반드시 그 뜻에 충실히 따르라는 것이다. 만일 나처럼 수영장 코치 선생님을 위대하신 힘이라고 한다면 그 선생님의 가르침을 열심히 따라 해야 한다는 것이다. 선생님을 무시하고 자기 마음대로 방법과 목표를 정하거나, 규칙을 어겨가면서 하면 절대 안 된다.

그러나 많은 사람들이 위대하신 힘을 정해놓고도 잘 따르려고 하지 않는다. 그리고 자신만의 방법을 고수하려고 한다. 이렇게 자기의 주관을 고집하는 이유는, 자기 자신의 능력에 대한 막연한 과신 때문이다. 그리고 이러한 과신은 다이어트 성공에 큰 방해 요인이 된다.

반드시 전문가가 지시하는 것을 충실히 따르려고 노력하라. 다이어트에 성공한 사람들의 가르침을 열심히 지키려고 최선을 다해야 한다.

또한 이 책의 독자라면 내가 책에 담아놓은 다이어트 방법을 철저히 숙지하고, 다이어트에 하나하나 적용해 나가야 한다.

사람들은 막상 다이어트를 시작하려고 준비를 해놓고 시작을 망설이는 경우가 많다. 다이어트는 힘들고 고통스러운 과정이기 때문이다. 다이어트를 방해하는 심리적 저항을 충분히 경험해보셨을 것이다.

"이번 시험만 통과하고 나면 그때 다이어트를 시작하자."
"지금은 회사에서 야근이 많은 시기니까….."

"며칠 잠을 못 잤더니 컨디션이 안 좋으니까."

하지만 인생은 마냥 기다려주지 않는다. 당장 다이어트를 시작하는 결단을 내려라. 스스로 결정한 다이어트 프로그램에, 자신의 뜻과 삶을 맡기기로 하고 바로 시작하라.

다이어트 초보자들을 위해서 제4장 식이요법과 운동요법에서 당장 시작할 방법을 제시하였다. 부록에 샘플도 제공했다. 여기에 워크북과 체크리스트까지 활용하여 실천에 돌입하자.

Just Do It Now.
당장 오늘부터 조금씩이라도 식이를 조절하고 어떤 운동이든 시작을 하라.

1. 위대하신 힘에게 나를 맡기고, 언제부터 다이어트를 제대로 시작할지 써보자

나는 늘 머릿속 다이어트만 해왔다. 지금도 막상 힘든 다이어트를 시작하려고 마음을 먹어보니 두려움이 몰려온다. 하지만 당장 내일부터 테니스 수업이 시작될 것이다. 내일부터 식이요법도 시작할 것이다. 이제부터 나의 다이어트는 시작된 것이다. 꼭 성공할 것이다.

2. 어떤 식이요법을 사용하여 다이어트를 실천할지 적어보자

식이요법은 늘 힘들다. 며칠 안 가서 실패하기 일쑤였다. 처음부터 너무 어려운 식단에 도전했던 것이 문제였던 것 같다. 이 책에서 제시한 대로 일단 먹는 밥의 양을 줄여보기로 했다. 당장 오늘 저녁 밥을 반 공기 먹었다. 첫 주부터 줄여 나가는 양을 정해서 체크리스트에 적었다. 내가 좋아하는 양상추와 방울토마토를 중심으로 저녁 식단을 만들 것이다. 그리고 간간이 조금씩 좋은 고기를 사서 먹을 것이다.

3. 어떤 운동요법을 사용하여 다이어트를 실천할지 적어보자

일주일에 3회, 아침 출근 전에 테니스 수업을 받기로 했다. 일찍 일어나야 해서 퇴근하자마자 집안일을 정리하고 되도록 빨리 자기로 했다. 테니스 수업이 없는 화요일, 목요일 아침에는 아파트 단지 내 둘레길을 걷기로 했다. 이 책에 제시된 대로, 처음에는 30분을 기본으로 차차 늘려나가기로 했다. 운동 중에 즐겁게 들을 수 있는 음악을 준비했다.

05

12단계 비만 치료 중
제4단계 : 성격적 문제를 검토하라

> "두려움 없이 우리 자신에 대한 검토를 했다."

제4단계에서는 나를 비만이 되게 한 성격적 문제들을 분석해야 한다.

지금까지 살아오면서 여러분을 비만으로 이끈 모든 문제점을 철저히 찾아내야 한다. 12단계 중독 치료에서 자신의 인격적인 검토를 해야 하는 제4단계를 진행하다 보면 환자들의 다양한 저항에 부딪히게 된다. 자신의 문제점을 바라보는 것을 처음부터 거부할 수도 있다. '살만 빼면 됐지, 내가 왜 나를 비판해야 하지?' 물론 자신의 문제점들을 검토하는 것은 매우 괴롭고 두려운 일이다. 충분히 이해한다. 하지만 어떠한 단점들 때문에 지금의 몸 상태가 만들어졌다는 것은 분명하다.

예를 들어 나의 환자는 다른 사람의 문제에 매우 예민한 성격이었다. 그러나 정작 자신의 문제에는 상당히 관대했다. 다른 사람의 결점을 드러내면서 비난하길 좋아하지만 자신의 문제, 자신의 뚱뚱함에 대해서는 너그럽게 허용했다.

바로 이런 성격적 문제를 검토해야 한다. 비만은 성격적 문제가 일부분 겉으로 드러난 것이다. 마치 빙산의 일각처럼. 따라서 자신의 문제점을 고치기 위해서는 먼저 그 문제가 무엇인지를 명확하게 파악해야 한다.

자신의 성격적 문제를 검토할 때, 몇 가지 원칙이 있다.

1. 두려움 없이 해야 한다

누구나 자신의 문제에 직면하는 것은 어렵고 괴로운 과정이다. 따라서 자신을 들여다볼 수 있는 '용기'가 필요하다. 용기 있는 사람이 자신의 문제를 인정할 수 있다. 자신의 문제를 인정하고 받아들이는 사람은 성숙

하고 강한 사람이다. 비만 치료에서도 강자만이 살아남는다.

2. 깊이 검토해야 한다

수박 겉핥기식의 얕은 검토는 성공할 수 없다. 대부분 사람이 자신의 문제를 아주 표면적으로만 인정하려고 한다. "저는 좀 게으른 성격이 문제예요."라면서 쿨하게 인정하는 듯하다. 하지만 진정으로 자신의 문제를 받아들인 사람은 그 문제를 반복하지 않는다.

자신이 왜 게으른지, 언제부터 이런 게으름의 문제가 시작되었는지, 이러한 게으름으로 인하여 자신의 인생에 어떠한 문제가 생겼는지 등에 대해서 좀 더 구체적이고 명확하게 고민해보아야 한다.

만일 자신의 문제로 떠오른 것을 쉽게 인정하고 싶지 않다면, 그것은 바로 저항이다. 저항이 느껴진다면 그 문제가 바로 진정한 당신의 문제일 수도 있다.

3. 넓게 검토해야 한다

사람들은 한두 가지의 문제점만 이야기하고 정말 중요한 이유는 슬쩍 넘어가려고 한다. 그러나 모든 나의 성격상의 단점들을 하나하나 다 찾아서 검토해야 한다. 자신을 비만 상태로 이르게 한 여러 가지 문제가 있을 것이다. 예를 들어 나태함, 교만함, 왕자병 등과 같은 문제들을 모두 찾아내서 검토하라.

환자 중에서 왕자병이 심한 환자가 있었다. 이 환자는 10년 전에는 날씬했는데 당시 살이 쪄서 이전의 날렵한 모습은 찾아볼 수 없었다.

환자는 "제가 게을러서 운동을 안 해서 그래요. 운동만 시작하면 금방 살을 뺄 수 있어요."라고 말하였다. 물론 게으른 성격도 문제이긴 했다. 그러나 게으른 성격 뒤에는 부모님에게 의존하면서 자립하기를 꺼리는 의존성과 거울 앞에서도 자신이 잘생겨 보이는 왕자병, 거기에 자신은 언제든지 살을 뺄 수 있다는 교만함이 자리 잡고 있었다.

4. 남 탓하지 말아야 한다

자신을 검토하지 않고 외부 탓을 하는 경우가 많다.

"내가 살이 찐 이유는 누구/무언가 때문이다."
"이 시대가 암울해서이다."
"내가 다니는 헬스장이 나랑 안 맞아서이다."

문제의 원인을 외부에서 찾으려고 하면 해결책은 없다. 치킨은 자기가 먹어놓고, 살찐 것을 치킨 탓하면 무엇하겠는가?

제4단계에서는 타인이 아니라 자신의 문제를 검토해야 한다. 인생은 결국 자신의 몫이다. 자신이 인생의 주체이자 모든 책임은 자신에게 있다. 어느 누구도 당신의 인생을 대신 살아주지 않는다.

1. 나를 비만으로 이르게 한 성격 문제가 무엇인지 목록을 만들어보자

1. 허용적인 성격	2. 공주병(나는 지금도 내가 한편 이 정도면 괜찮지 않을까 생각한다)
3. 합리화	4. 남 탓하기
5. 세상 탓하기	6. 직장 탓하기 가족 탓하기
7. 쉽게 포기하는 성격	8. 남의 부탁을 거절하지 못하는 성격
9.	10.

2. 나를 비만으로 이르게 한 성격 문제가 무엇인지 구체적으로 검토해 보자

나를 뚱뚱하게 만든 나의 성격상의 문제점 중 가장 크게 생각하는 것은 나 스스로 괜찮다고 생각하는 낙관적인 성격이다. 지금도 거울 앞에 서면 장점을 찾으려고 한다. 물론 이러한 나의 생각은 합리화이다. 왜냐면 밖에 나가서 다른 사람들 앞에 서면, 나의 외모에 대한 자신감이 떨어지면서 확 위축되는 것을 느끼기 때문이다.

자존심도 강해서 누군가가 나에 대해서 이야기를 하면, 굉장히 기분 나쁘게 생각한다. 집에서 나태하게 지내고 싶고 어떤 자극이 들어와도 귀찮아하는 면도 있다.

3. 나의 비만의 원인을 남 탓으로 돌리고 있는지 검토해보자

직장에서 회식할 때 거절하지 못한다. 그래서 비만의 원인을 직장과 직장 상사에게 돌리고는 했다. 그러나 분명히 어느 정도만 회식에 참여하거나, 음식을 적게 먹을 수 있었다. 집에서는 아이들에게 식사를 차려주고 나서 남은 음식을 먹는 경우가 많아 저녁 식사량이 많아졌다. 이럴 때마다 아이들 탓을 했다. 그러나 나는 남기는 음식을 최소화하거나, 남은 음식을 보관하였다가 다음 날 먹겠다는 선택을 하지 않았다.

06

12단계 비만 치료 중

제5단계 : 조력자를 정하고, 도움을 받아라

> "나의 비만 문제에 대한
> 정확한 본질을 다른 사람에게 시인했다."

　제4단계에서 검토한 자신의 문제점들은 혼자만 알고 있으면 소용이 없다. 혼자서만 검토하는 것은 부정확할 수 있기 때문이다. 자신의 문제점을 보다 정확하게 보려면, 누군가에게 자신의 이야기를 털어놓고 함께 검토하는 것이 도움이 된다.

　우선 다이어트를 도와줄 조력자를 찾는 것이 중요하다.(또한 4장의 사회적 치료 부분에서 설명한 주변 사람들을 활용하는 방법을 참조하자.)
여기서 조력자란 다이어트에 대한 충분한 지식과 경험을 가지고, 여러분
의 문제를 들어주고 객관적으로 판단을 해줄 수 있는 사람이다.

다이어트 클리닉의 주치의 선생님, 수영장 코치 선생님, 동호인들, 다
이어트에 성공한 선배나 친구들이 조력자가 될 수 있다. 여러분의 문제
를 고백하고 도움을 받을 수 있다. 현재 진행하고 있는 다이어트의 방법
이 올바른지, 성격적인 단점이나 잘못을 고쳐나갈 수 있는 방법은 무엇
인지, 조력자들의 조언을 들어보는 것은 도움이 된다.

알코올 중독 치료에서는 환자에게 반드시 알코올 중독에서 회복한 조
력자를 만나서 도움을 받으라고 권고한다. 중독을 극복한다는 것은 매우
외롭고 힘드므로 자신을 도와줄 전문가나 선배를 만나서 함께 역경을 헤
쳐 나가는 것이 필요하다.

그러나 주의할 점은 반드시 자신의 문제를 이해하고, 받아줄 수 있는
상대에게 해야 한다는 것이다. 여러분의 고백을 듣고 비난하거나 비웃을
정도의 인격을 가진 사람과 하라는 것은 아니다. 고민을 들어줄 수 있을
만큼 충분히 안정적인 사람을 택해야 한다.

조력자와 함께 나의 문제를 검토하는 효과는 다음과 같다.

1. 자신의 이야기를 하는 동안, 미처 깨닫지 못했던 자신의 잘못을 좀 더 정확하게 바라볼 수 있게 된다. 자신이 공부한 것을 제대로 이해했는지 확인하고 싶으면, 다른 사람들한테 설명을 해보는 것이 좋다. 마찬가지로 자신의 문제를 상대방에게 설명하면서 '아, 내가 정말 이런 게 문제였구나.' 하고 확인하게 된다.

2. 스스로의 잘못을 공개적으로 시인함으로써, 더욱 정직하고 겸손해질 수 있다. 자신의 문제를 인정할 수 있는 사람은 용자다. 이를 공개적으로 시인할 수 있다면 더욱 용기 있는 사람이다.

3. 고립감에서 해방될 수 있다. 자신이 가지고 있던 문제점들을 혼자만 알고 전전긍긍하지만 자신만의 것이 아닐 수도 있다. 다이어트 전문가나 이미 다이어트에 성공한 사람들은 그런 고충을 잘 알고 이해할 수 있으므로 털어놓으면 마음이 시원해짐을 느낄 수 있다.

1. 누구를 나의 비만 문제의 조력자로 택할 것인지 선택을 하라

나는 이번 다이어트를 시작하면서 이웃 부서의 언니를 조력자로 선택하였다. 그 언니는 예전에 다이어트에 성공하여 날씬한 몸매로 유명하였으나, 몇 달 전에 재발하여 다시 다이어트를 하고 있다고 한다. 친한 친구들은 여러 가지 도움을 주기는 하지만, 직언을 잘 안 해주기 때문에 조력자로 택하지 않았다.

2. 조력자와 나의 어떤 문제를 검토할 것인가?

조력자로 택한 언니와는 직장생활에서 겪는 어려움과 나의 성격적인 문제를 검토해보기로 했다. 내가 회식 참석을 과감히 끊어버리지 못하는 이유에 대해서 털어놓으려고 한다. 또한 퇴근하고 나서 생활을 어떻게 변화할지도 고민을 이야기하려고 한다. 그리고 비만으로 인한 건강상의 문제를 상의할 것이다. 또한 이번에 시작한 다이어트의 식이 및 운동 프로그램이 적절한지 함께 점검할 것이다. 매번 체중을 확인하고 변화되는 과정을 그 언니에게 보고할 것이다. 나를 선뜻 도와주겠다고 나선 언니가 고맙다.

3. 고백하고 나서는 어떤 기분이 들었는지 기록을 해보자

처음에는 창피하다는 생각이 들었다. 하지만 고백을 하고 나니 속이 후련하다. 또한 조력자가 나를 확인하고 감시해줘서 고맙다는 생각이 들었다. 언니와 이야기를 해보니 자신도 나와 마찬가지의 문제들을 경험했지만 지금은 모두 괜찮아졌다고 한다.

07

12단계 비만 치료 중
제6단계 : 결점을 고치기 위해, 철저히 준비하라

"이러한 모든 성격상 결점을 제거할 수 있도록 완전히 준비했다."

제6단계부터는 나를 문제점들을 구체적으로 고쳐나가야 한다.

이 책의 앞에서 여러 번 강조한 것처럼, 비만은 중독 질환이며 비만이 자꾸 재발하는 이유는 내가 근본적으로 달라지지 않았기 때문이다. 이제부터 기존의 자신과는 완전히 달라진 삶을 살아갈 준비를 해야 한다. 그러기 위해서는 지금까지 인생에서 문제가 되었던 성격적인 결점을 바로잡아서 새로운 나로 변화되어야 한다.

성격상 결점을 제거하기 위해서는 철저하게 준비해야 한다. 앞선 제4단계에서 자신을 비만으로 이르게 한 성격적인 결점을 찾았으며, 제5단계에서는 이것을 스스로뿐만 아니라 조력자에게 고백하고 시인했다. 이번에는 이 문제점들을 어떻게 고쳐 나갈 것인가 꼼꼼히 계획을 세워야 한다.

예를 들어, 게으르고 운동하기 싫어하면서 주로 집에서 먹기만 하는 전형적인 뚱뚱한 사람이 있다고 하자. 이 사람은 주변 사람들의 다이어트 권유에도 불구하고 "이 정도면 괜찮아. 나중에 하면 되겠지." 하면서 대충 살아왔다.

그러나 12단계 비만 치료를 하면서 비만이라는 문제를 철저히 인정하고, 자신을 비만으로 이르게 한 성격을 반성하게 되었다. 그리고 필라테스에 등록하여 선생님이 권유하는 식이 조절과 운동을 충실하게 유지하게 되었다. 이제는 과거의 뚱뚱하고 게으른 사람에서 완전히 탈피하기로 했다. 아침에 가벼운 몸으로 기상하여 주변을 정리하고 균형 잡힌 식사를 한 후 회사에 정시 출근하여 부지런하게 하루 일과를 마친다. 그리고 퇴근하면서 필라테스 학원에서 하루 동안의 긴장된 몸을 풀고 몸을 단련한다. 이제는 잘 짜인 하루의 삶에 스스로 만족하고 날씬해진 몸을 볼 때마다 활기차고 자신감이 충만하다.

제6단계에서의 '완전히 준비했다'는 의미는 다음과 같다.

우선, 자신의 고질적인 성격이 바뀔 수 있다는 믿음과 희망을 가져야 한다. 비만의 원인이 게으름과 근거 없는 태연함이라면, 이러한 성격이 철저한 노력에 의해서 바뀔 수 있다는 믿음과 희망을 가져야 한다. 다음으로 스스로 바꾸겠다는 성실한 자세로 전문가들의 가르침과 주변 사람들의 조언을 따르려고 노력하기로 마음을 먹어야 한다. 마지막으로 이 성격을 고칠 수 있는 구체적인 실천 방안을 마련하고 즉시 실행에 옮겨야 한다.

예를 들어, 게으름이라는 성격상 결점을 없애기 위해서 매일 아침 일정한 시간에 기상하기 위해서 알람을 맞추고 잠이 든다. 또한 어플을 활용하여 매일 규칙적인 생활 계획을 수립하고 이를 확인하는 것이다. 또한 하루에 반드시 해야 하는 과제를 정하고 체크리스트를 만들어서, 매일 확인한다. 집안일 중 내가 할 수 있는 일을 몇 가지 정해서 반드시 나 스스로 해결하려고 한다. 직장에서는 점심시간에 계단을 오르내리면서 운동을 하고, 사무실에 있는 집기류를 정리하는 일을 스스로 자원하여 한다. 퇴근 후 집에 들어오면 깨끗이 씻고 다음 날 입을 옷가지를 준비해 둔다. 주말에는 회사 내에 등산 동아리 모임에 참석을 하며, 한 달에 한 권은 자기 계발 서적을 읽고 자신의 인생 방향에 대해서 검토한다.

1. 나의 성격과 결점이 고쳐질 수 있다는 믿음에 대해서 써보자

나의 비만 문제를 시인하고 나서 비만으로 인해 망가진 나의 삶을 바라보니, 내가 왜 아직도 살을 빼지 않고 있는가에 대해서 후회감이 밀려왔다.

지금은 한 달이 넘게 식이요법과 운동을 하면서 조금씩 체중 감량이 되어가고 있다. 그러면서 나의 근본적인 모습이 달라지고 있는 것을 느낀다. 어쩌면 이제야 본 모습을 찾아가는 것일 수도 있다. 지금은 나를 도와주고 응원하는 많은 사람이 있다. 나는 나의 근본적인 성격을 변화시켜서 꼭 새로운 나로 다시 태어날 것이다.

2. 결점이 고쳐진 새로운 나의 모습은 어떠한지 써보자

보다 자신감이 생기고 당당한 모습일 것이다. 어느 자리에서도 위축되지 않는 사람이 되고 싶다. 삶에 더욱 적극적이고 활기가 가득 찬 상태가 될 것이다. 회사에서도 회식 때 인정받는 사람이 아니라, 친절하고 신속한 업무 처리로 인정받는 사람이다. 나중에 시니어 모델에 도전해보고 싶다.

3. 나의 근본적인 문제들을 개선할 구체적인 계획을 써보자

매일 아침 같은 시간에 일어나서 운동을 나간다. 회사에 지각하지 않는다. 회사에서는 일과 중에 간식을 먹지 않는다. 점심시간에는 함께 다이어트를 하는 동지들과 함께 다이어트 실천 사항을 점검한다. 집에 와서 아이들에게 저녁을 차려주고, 나는 먹지 않는다. 아이들의 식사가 끝나고 나면 아이들과 함께 근처 시민공원에 나가서 자전거를 탄다. 내가 저녁을 안 먹어서 좋고 저녁 식사시간을 절약해서 운동해서 좋다. 하루 일과를 마무리하고 간단하게 일기를 쓴다.

08

12단계 비만 치료 중

제7단계 : 겸손하라, 자신의 강점을 찾아라

> "겸손하게 우리의 단점을 없애주시도록 간청했다."

제7단계에서는 '겸손'을 강조하고 있다. 이미 이 책의 제3장에서 나는 겸손의 중요성을 설명하였다. 중독 질환을 극복하기 위해서 겸손은 중독자가 반드시 갖추어야 할 자세이다. 대부분의 뚱뚱한 사람은 자신의 비만 문제에 대해서 관대하다.

그러나 비만이라는 중독 질환이 얼마나 강력하고 무서운지를 인정하고, 그 반면 자신의 의지가 얼마나 나약하고 위태로운지를 깨달을 때 비로소 사람은 겸손하게 된다. 진정으로 자신의 나약함을 인정할 수 있는 사람은 겸손하고 강인하다. 반대로 교만한 사람은 자신의 문제점을 덮으려고 하며 강한 척하려 들지만, 정말 용기 없고 약한 사람이다.

겸손이란 자기 스스로를 남들보다 조금 낮출 수 있는 자세이다. 그렇게 되면, 세상의 모든 것에 감사할 수 있다. 자신을 동료보다 낮출 수 있다면, 동료에게 고마워진다. 스스로가 자신의 능력을 조금 낮은 기준으로 낮춰 바라볼 수 있다면, 자신을 인정해주는 이 세상에 감사하게 된다. 그리고 더욱 열심히 살아가게 되며, 결과적으로 더 훌륭한 사람이 된다.

반대로 교만한 사람은 다른 사람보다 자신을 높게 생각한다. 이들은 자신을 남보다 우월하다고 믿기 때문에, 항상 주변 사람들이 자신에게 무언가를 해주기만을 바란다. 그리고 세상이 자신을 높게 받들어주지 않으면, 바로 세상 탓을 하면서 불평을 늘어놓는다.

다이어트에서 겸손이 중요한 이유는, 겸손해졌을 때 비로소 자신의 문제들이 눈에 보이고, 다른 사람들 조언이 귀에 들어오기 때문이다. 이때부터 제대로 자신의 문제점들을 고쳐 나갈 수 있다. 겸손한 사람은 다이어트에 성공할 수 있을 뿐 아니라, 인생을 감사하면서 행복하게 살아갈 수 있다.

물론 12단계 비만 치료에서의 '겸손'은 그저 말로만 그치는 겸손을 의미하지 않는다. 마지못해서 인정하는 겸손을 의미하지도 않는다. 진심으로 자신이 부족함을 인정하고 받아들이는 자세의 겸손을 말하는 것이다.

예를 들어, 제1장에서 소개한 나의 다이어트 과정에서, 내가 만약 '나는 중독 치료 전문가니까, 내 맘대로 다이어트를 하면 되고, 언제든지 살을 뺄 수 있어. 누구의 조언이나 어떤 도움도 필요 없어. 내가 전문가이니까.'라고 교만한 마음을 품고 있었다면 살을 뺄 수 있었을까? 제아무리 정신건강의학과 의사라고 한들, 비만 치료의 경험이 많다 한들, 살을 빼기는커녕 좋은 의사도 될 수 없고 인생도 매우 불행할 것이다.

겸손에 대한 고찰이 끝나고 난 후에는 반드시 자신의 성격상 강점을 찾아보라. 분명히 나에게는 긍정적인 부분, 즉 강점이 있다. 이러한 나의 강점을 찾아서, 그 힘을 중독 문제를 해결하는 데 활용하고 새로운 나를 만드는 밑거름으로 써야 한다. 결국 자신의 문제를 해결하고 더 나은 자기를 만들어줄 수 있는 힘은 자신의 내면에 있다. 자신의 특성을 잘 사용하기에 달린 문제일 것이다. 마치 무기를 어떻게 쓰느냐에 따라 전쟁을 일으킬 수도 때론 막을 수도 있는 것처럼.

1. 나의 교만함이 나를 얼마나 뚱뚱하게 만들었으며, 나의 인생 또한 망치고 있는지 반성하라

내가 지금까지 뚱뚱하게 지내면서도 나는 항상 '이 정도면 괜찮아.'라고 생각해왔던 것 같다. 또한 나의 마음속에는 내가 나의 친구들보다 더 의지도 강하고 똑똑하다는 생각이 있었다. '나는 내 동료들보다 뛰어난데, 지금 몸이 좀 무거워서 지쳐 있는 것뿐이다.'라고 생각했다. 이러한 나의 생각들이 교만이라는 것을 깨달았다.

2. 내가 생각하는 나의 강점(장점)은 무엇인지 함께 검토해보자

나의 성격의 장점은 '의리'가 있다는 것이다. 그러다 보니 주변 사람들로부터 신뢰를 얻고 회사에서는 나를 믿고 의지하는 동료들이 많이 있다. 많은 회식에서 나를 찾는 이유도 그러한 나의 성격 때문이기도 하다.

그리고 나는 활기찬 운동을 좋아하는 편이다. 꼭 한번 도전해보려는 성향이 있다. 이번에도 운동 계획을 세우면서 좋은 테니스 코치 선생님을 만나서 운동을 시작하게 되었다.

3. 나의 강점을 다이어트에 어떻게 이용할 수 있을지 구상해보자

나의 조력자들과 의리를 지켜 나가겠다. 테니스 코치 선생님과 지키기로 한 운동 시간과 운동량을 꾸준히 유지할 것이다. 나에게 많은 조언을 해준 친구들과의 약속도 꼭 지킬 것이다. 그러기 위해서 주변 사람들에게 나의 다이어트 시작을 공개적으로 알렸다. 그리고 그들 모두에게 약속하였다. 나는 약속을 지키는 것을 중요하게 생각한다.

09

12단계 비만 치료 중

제8단계 : 나의 비만으로 해를 끼친 모든 사람의 명단 을 만들어라

> "우리가 해를 끼친 사람들의 명단을 만들어서
> 그들에게 기꺼이 보상할 용의를 갖게 되었다."

제8단계와 제9단계는 자신의 문제로 인하여 피해를 입은 사람들에게 보상하는 단계이다. 그중 제8단계는 우선 나의 비만 문제로 해를 끼친 사람들을 모두 찾아보는 것이다. 그렇다면 나의 비만과 중독 문제로 인하여 가장 피해를 입은 사람은 과연 누구일까?

가장 먼저 생각할 수 있는 사람은 바로 자기 자신일 것이다. 신체적으로 활동이 힘들고 고혈압 같은 질환에 걸렸을 수도 있다. 또한 신체적인 문제뿐 아니라 성격적, 사회적으로도 문제가 발생했을 것이다. 점점 더 게을러지고 나태해졌을 것이다. 어느덧 나의 인생은 내가 원하던 삶의 방향과 목표에서 점점 멀어져가고 있다. 사회적으로 위축되어 점점 더 아웃사이더가 되어가고 있는 것도 안타깝다.

그런데 자신한테만 잘못을 하고 있는 것일까?

우선 부모님께 죄송하다. 부모님이 물려주신 소중한 몸을 비만으로 만들어버렸다. 혹시 자녀가 있다면, 아이들에게도 미안하다. 더 건강해서 아이들을 잘 양육해야 하는데 비만으로 각종 성인병에 시달린다면 큰일이 아니겠는가. 날씬했던 모습에 반해서 결혼한 배우자에게도 미안할 수 있다. 좀 더 멋지고 활기찬 아내나 남편이라면, 상대도 생활이 즐겁고 행복할 수 있을 것이다. 직장의 상사나 동료들에게도 해를 끼쳤다. 비만으로 인해서 몸이 언제나 무겁고, 일할 때는 졸고 있기가 일쑤였다.

지금부터 새로운 사람이 되어서 적극적으로 인생을 살아가면서, 해를 끼친 사람들에게 하나하나 보상해 나가면 된다.

1. 나의 비만과 성격상의 문제들로 인하여, 나 자신에게 어떠한 해를 끼쳤는가 검토하라

몸이 무거워지면서 관절 여기저기가 아프다. 조금만 움직여도 숨이 탁 막히는 것이 창피하기도 하다. 나는 처녀 시절에는 활달한 성격이었다. 요즘은 늘 위축된 삶을 사는 것 같다. 어느덧 40대 중반에 접어드는데 이게 원래 내가 원하는 모습은 분명히 아니다. 나에게 미안하다. 기다려라. 이번에 다이어트에 성공하고 달라질 것이다.

2. 나의 비만과 성격상의 문제들로 인하여, 나의 가족에게 어떠한 해를 끼쳤는가 검토하라

나를 사랑해주시는 아버지께 가장 미안하다. 큰딸인 나를 참 예뻐하셨는데 죄송하다. 나의 딸에게도 미안하다. 내 딸이 나중에 커서 나처럼 뚱뚱해질까 봐 걱정이다. 좋은 걸 물려줘야 하는데 이건 아니다. 남편에게도 미안하다. 언젠가부터 남편은 나의 외모에는 별다른 반응이 없다.

3. 나의 비만과 성격상의 문제들로 인하여, 친구, 회사 등 사회적 관계에서 어떠한 해를 끼쳤는가 검토하라

나의 다이어트를 도와주는 친구들에게 미안하다. 친구 중에서 가장 열심히 하지 않은 사람은 바로 나다. 친구들이 권해주는 각종 식이요법이나 운동요법, 심지어 병원 치료도 나는 늘 수동적으로 참여했다. 나로 인하여 친구들도 사기를 잃은 것 같다. 회사에서는 내가 오히려 간식을 주변에 권하거나, 점심 식사 때 과식을 유도한 것 같다. 맛있는 음식을 이것저것 많이 주문하고, 다 먹어야 할 것 같은 분위기를 잡은 듯하다.

10

12단계 비만 치료 중

제9단계 : 나의 비만으로 해를 끼친 모든 사람에게
보상하라

> "언제 어디서나 그들에게 직접 보상했다."

제8단계에서 여러분의 비만으로 피해를 본 모든 사람을 검토했다면,
제9단계는 그들에게 직접 보상을 하는 단계이다. 어떻게 하면 그들에게
보상할 수 있을까? 보상을 할 수 있는 가장 우선적인 방법은 무엇일까?

그 해답은 바로 살을 빼는 것이다. 다이어트에 성공하는 것이 보상의
첫걸음이다. 또한 다이어트를 통해서 더 활기차고 적극적인 사람으로 변

화되는 것이다.

우선 다이어트에 성공하면 신체가 건강해진다. 건강해진다는 것은 최고의 보상일 것이다. 내가 강남의 한 대학병원에 원장으로 근무할 때 건강검진을 한 적이 있다. 당시 나는 다이어트에 성공해서 뱃살이 쫙 빠진 상태였다. 복부 초음파를 보시던 영상의학과 교수님이 "원장님, 복부 지방이 하나도 없는데요. 지방간도 없고요!"라고 말하였다. 그때 느꼈던 뿌듯함은 살을 빼본 사람만이 알 것이다.

신체만 건강해지는 것이 아니다. 심리적으로도 변화가 생긴다. 앞서 제1장에서 자기 효능감이라는 개념을 소개하였다. 다이어트에 성공했다는 것은 매우 어렵고 힘든 자기와의 싸움을 스스로 기획하고 조직하여 실행에 옮기고 마침내 성공하였다는 뜻이다. 거울에 비친 내 모습이 바로 선물이다. 자기 효능감이 높은 자신, 부모님에게는 자랑스러운 자녀, 가족에게는 사랑스러운 가족, 직장과 학교에서는 유능한 사람이 되는 것이다. 다이어트를 통해서 살도 빼고 인생도 바꿀 수 있다면, 그것이 스스로에게 주는 가장 큰 보상이 아닐까?

성공한 자신에 대한 작은 보상을 해보는 것은 어떠할까? 평소 늘 입고 싶었으나 뚱뚱해서 망설였던 옷을 한 벌 자기에게 선물해보면 좋을 것 같다. 옷이 아니더라도 평소 자신에게 하고 싶었던 선물을 해도 좋다. (단, 먹는 것은 빼고!)

평소 귀찮아서 꺼렸던 가족 여행도 계획해보자. 혹시 가족 중에 살을 빼야 하는 식구가 있다면, 그들의 다이어트를 도와보자. 직장에서도 자신의 업무를 효율적으로 처리할 뿐 아니라, 도움이 필요한 동료들을 도와보자. 평소 몸이 무거워서 귀찮아했던 일도 기꺼이 맡아서 해보자. 주말에는 가족들과 나들이도 나가보고, 때로는 어렵고 힘든 사람들을 돕는 일에도 참여해보자.

이런 보상의 활동을 통해서 내 인생이 훨씬 더 풍요로워지는 것을 느끼게 될 것이다.
지금부터 새로운 사람이 되어서 적극적으로 인생을 살아가면서, 해를 끼친 사람들에게 하나하나 보상해나가면 된다.

1. 나의 비만과 성격상의 문제들로 인하여, 나 자신에게 어떤 보상을 할 것인가?

살이 빠지면서 자신감이 생기고 있다. 이것만으로도 나 스스로에게는 큰 보상이라고 생각한다. 그동안 내가 얼마나 위축되어 살았던가. 나에게 멋진 테니스 스커트를 선물할 것이다. 테니스를 치다 보면 날씬한 여자분들이 멋진 폼으로 경기를 하는 것을 보면 매우 부럽다. 꾸준히 운동한다면 얼마 안 가서 나도 저들처럼 할 수 있을 것이라 확신한다.

2. 나의 비만과 성격상의 문제들로 인하여, 나의 가족에게 어떤 보상을 할 것인가?

아이들과 외부 활동을 늘릴 것이다. 퇴근하고 저녁 때 함께 나가서 산책할 것이다. 아이들은 엄마와 함께 밖에 나가는 것을 좋아한다. 남편에게는 상냥하게 대하기로 했다. 몸이 힘들어지면서 짜증도 많이 늘어났는데, 지금은 몸도 가볍고 기분도 한결 좋아졌다. 주말에는 남편과 함께 할 수 있는 운동을 찾고 있다. 남편은 자전거 타는 것을 좋아하는데 가족 모두 한강에서 자전거를 타보는 것도 괜찮을 것 같다.

3. 나의 비만과 성격상의 문제들로 인하여, 친구에게 또는 회사 동료들에게 어떤 보상을 할 것인가?

친구들에게는 변화된 나의 모습이 친구들 덕이라는 것에 감사 인사를 하겠다. 그리고 앞으로 친구들이 하고자 하는 활동에도 적극적으로 참여하겠다. 회사에서는 점심 이후 직원들이 함께 차를 마실 수 있도록 준비할 생각이다.

11

12단계 비만 치료 중

제10단계 : 재발을 막기 위해 항상 자신을 검토하라

> "인격적인 검토를 계속하여 잘못이 있을 때마다 즉시 시인했다."

드디어 12단계 비만 치료 중 제10단계까지 왔다.

다이어트를 해나가다 보면, 반드시 위기를 맞이하게 된다. 나는 이 책의 제2장에서 요요는 반드시 찾아온다고 하였다. 살다 보면 상황이 바뀔수 있고, 의지도 조금씩 나약해진다. 처음에 마음먹었던 계획들이 조금씩 틀어지게 될 수도 있다. 제4단계와 제5단계에서 충분히 자신을 검토하고 반성하였지만, 문득문득 문제들이 튀어나올 수 있다.

우리는 항상 우리 자신에 대한 검토를 게을리하면 안 된다. 그리고 발견된 문제는 즉시 시인하고 고쳐야 한다. 그래야 재발을 막을 수가 있다. 마치 컴퓨터 바이러스 백신 프로그램의 '실시간 감시 모드'처럼 말이다.

그렇다면 어떻게 하면 항상 자신에 대한 검토를 할 수 있을까?

12단계 중독 치료에서는 매일 일지를 쓸 것을 권고한다. 이 책의 앞부분에서는 식이요법을 할 때, 섭식 장부를 써보라고 제안을 한 적이 있다. 일지는 매일마다 하루의 행동이나 생각을 확인하고 반성할 수 있는 기회를 준다. 세상을 성공적으로 살다간 많은 위인들이 일지를 썼다고 한다. 특히 스마트폰을 활용하면 일지를 작성하는 데 큰 어려움은 없다. 또한 이 책에서 제공하고 있는 체크리스트를 활용해보는 것도 도움이 된다.

우리가 인생을 살아가는 데 있어서 '반성'은 매우 중요하다. 반성은 '자신의 과오를 인정하고 앞으로는 그러한 잘못을 되풀이하지 않도록 노력'하는 것이다. 반성은 미래 지향적이다. 반면에 '자책'은 잘못에 대한 파괴적이고 부정적인 집착이다. 자책은 과거 지향적이다. 우리는 잘못이 발견되면 자책이 아니라 반성을 해야 한다. 잘못을 즉시 수정하고 대책을 마련하여, 스스로 발전할 수 있도록 생산적으로 활용해야 한다.

예를 들어 다이어트를 하는 동안 실수로 과식을 했다고 하자. 살아가면서 다이어트에만 신경을 쓸 수는 없다. 뜻하지 않은 회사 미팅에 참석할 수도 있고, 오랜만에 소중한 친구를 만날 수도 있다. 중요한 가족 행사가 있을 수도 있다. 물론 이럴 때도 상대에 대한 예우를 벗어나지 않는 범위에서 최소한의 식사를 하도록 노력을 해야 한다. 하지만 인생이 뜻한 대로만 흘러갈 수는 없지 않은가. 그래서 부득이한 실수를 했다면, 왜 그러한 행동을 했는지 반성하고 다시는 그런 상황에서 무너지지 않도록 대책을 마련해야 한다. 이것이 바로 반성이다.

반대로 그저 "내가 왜 그랬을까?" 후회만 하고 해결책을 생각해내지 않는 것은 자책이다. 자책하는 사람들은 그 상황에만 집착하고 스스로를 비난하기만 한다. 때로는 아예 다이어트를 잠시 포기하고 폭식을 이어나가는 경우들도 있다. 이럴 경우, 안타깝게도 기다리는 것은 요요다.

반성을 두려워하지 말자. 반성 역시 용기가 있는 사람이 하는 것이다.

1. 식이요법이나 운동요법을 제대로 지키지 못한 적이 있다면 즉시 잘못을 시인하라

저번 주에 오랫동안 회사에 다니시던 부장님이 퇴직하셨다. 내가 입사하였을 때부터 알고 지냈던 분으로 처음 회사에 다니면서 적응에 어려움이 있었던 나에게 도움을 많이 주었던 분이다. 그 자리에서 나는 폭식을 하고 말았다. 아마도 친분이 있던 분에 퇴직 자리여서 감정이 흔들렸던 것 같다. 음식을 먹다 잠시 정신을 차렸으나, 주변 동료들이 "오늘 하루쯤 괜찮아요."라면서 위안을 주는 바람에 스스로를 합리화하며 끝까지 먹었다.

2. 앞으로는 그러한 실수를 반복하지 않도록 대책을 세워라

부장님에 대한 친분이 나의 식욕을 합리화해줄 수는 없다는 점을 잘 알고 있다. 앞으로 회식 자리는 더욱 조심해야겠다. 회식에 참여하기 전에 미리 나의 조력자들에게 알려서 나의 정신 무장을 단단히 하겠다. 또한 함께 다이어트를 하고 있는 동료와 함께 서로를 감시할 수 있도록 하겠다. 다이어트의 성공이 머지않았다. 절대 여기서 무너질 수 없다.

3. 일지나 체크리스트를 활용하고 있는가? 잘하고 있지 않다면 그 이유를 반성하라

일지는 처음처럼 열심히 쓰고 있지 않다. 이왕 쓰는 것이니 일기처럼 쓰려고 너무 부담스러운 계획을 세웠던 것 같다. 대신 이 책의 체크리스트를 활용하고 있다. 체크리스트 아래 '하루의 반성'란을 활용해서 그날의 경험을 짧게 적는다.

12

12단계 비만 치료 중

제11단계 : 내 삶의 진정한 의미를 찾아라

> "우리를 위한 진정한 뜻을 알게 해주시고,
> 그것을 이행할 수 있는 힘을 주시기를 간청했다."

이제 마지막에 가까워졌다. 남은 것은 제11단계와 제12단계이다. 앞선 단계들을 중독 환자들의 변화 단계로 정리하면, 제1~3단계가 숙고 단계, 제4~10단계는 준비 단계와 실행 단계, 그리고 제11~12단계는 유지 단계 에 해당된다.

지금까지 10개의 단계를 거치면서 꾸준히 다이어트를 유지하고, 삶의 많은 부분에서 근본적인 변화가 이루어지고 있을 것이다. 일단 거울 앞에 선 자신의 모습이 변화되었을 것이고, 하루를 맞이하는 자세도 달라졌을 것이다. 일과 중에도 가볍고 활기찬 생활을 할 수 있을 것이다.

이렇게 다이어트 성공에 한 발씩 다가가고 있다면 이제 자신에 대한 본질적인 검토가 필요하다. 이 세상에서의 '자신의 존재 의미'를 무엇이라고 생각하는가? 하나의 생명 특히 인간이 탄생하는 확률은 매우 희박하며, 여러분들은 그 희박한 확률을 뚫고 이 세상에 나와 있는 것이다.

모든 사람의 삶이 소중하고, 모두의 인생은 존중받을 만하다. 중독 환자라 하더라도, 설령 중독 문제로 인하여 지금까지 헤매고 있다 하더라도, 그의 인생 안에는 그만의 소중한 가치가 분명히 있다. 자신의 소중한 인생의 의미를 생각해보자.

"내가 태어나서 이 세상을 살아가면서, 어떤 모습으로 어떻게 살아갈 것인가?"
"나에게 주어진 내 인생의 '사명'은 무엇인가?"

12단계 중독 치료는 중독자를 중독 문제를 해결하고 더 나아가 영적인 각성에 도달하게 하는 것이다. 12단계 비만 치료를 통해 살을 빼서 다이어트에 성공하고 난 후, 그 자신감을 바탕으로 자신의 인생에 대한 근본적인 깨달음에 접근해가야 한다.

나는 12단계 중독 치료를 널리 알리는 것이 내 사명이라고 생각한다. 그리하여 많은 중독자가 중독이라는 무시무시한 질병에서 회복되고 새로운 인생을 살아가게 돕는 것이다. 지금 나는 사명을 성실히 지키려고 한다. 또한 더 의미 있는 새로운 사명이 나타난다면 그 일도 기꺼이 받아들이려고 한다.

1. 나만의 12단계 비만 치료를 충실히 하였는지 반성해보자

처음에는 생소한 내용이었다. 살을 빼는데 왜 내 성격과 잘못을 검토하나 의아했다. 하지만 이런 나의 문제로 인하여 비만이 되었다는 것을 깨달았다. 그리고 나의 문제에 대해서도 더욱 잘 알게 되었고 이를 고치려고 노력하게 되었다. 지금까지 정신없이 살기만 바빴다. 이번 다이어트를 계기로 나를 돌아보는 시간을 갖게 되어서 좋았다.

2. 내 인생의 사명은 무엇인가?

지금까지 살아오면서 나의 인생의 의미를 챙겨보는 것은 늘 뒷전이었다. 하지만 이제 나 자신을 돌아보고 나라는 존재에 대한 생각을 할 수 있는 계기를 얻게 되면서, 내 인생 사명에 대해서 고민하게 되었다.

나는 지금 내가 하고 있는 일도 그러하지만 나를 통해서 많은 사람에게 득이 되는 그런 사람이고 싶다. 내가 하는 일은 사람들을 돕는 것이다. 따라서 나는 다이어트를 통해서 자기 효능감이 증가된 사람이 되어 더 많은 사람들에게 도움을 주고 싶다.

3. 내 인생의 사명을 이루기 위한 방법을 구상해보라

지금 회사 일을 하면서 좀 더 남을 도울 수 있는 방법을 찾아보겠다. 지금 회사의 업무도 다른 사람에게 득이 될 수 있는 업무이기 때문에 내가 좀 더 상냥하게 사람들을 대하는 것도 내 사명을 충실히 하는 것이다. 회사 안에서 하는 봉사 활동에도 관심을 가져보겠다. 아는 분이 사회봉사 단체를 운영하고 있다. 주말에 아이들과 그곳에서 다른 사람을 도울 수 있도록 해보겠다.

13

12단계 비만 치료 중
제12단계 : 완전히 변화된 삶을 살아라

> "나의 일상의 모든 면에서 원칙을 실천하며,
> 다른 사람들을 도우려고 노력하였다."

12단계 비만 치료의 최종 목표는 지금까지 다이어트를 유지하면서 만들어진 새로운 생활 방식을 일상의 모든 면에서 지켜나가는 것이다. 그런 목표에 도달한 사람은 이전과는 전혀 다른 사람으로 바뀌어 있다.

12단계 비만 치료를 열심히 수행했다면 줄어든 몸무게뿐 아니라 자기 삶의 변화를 느낄 것이다. 물론 처음부터 12단계 중독 치료를 완벽하게 소화해낼 수 있는 사람은 없다. 나 역시 셀 수 없이 많은 회기의 12단계를 해왔다. 그러면서도 늘 부족한 자신을 발견하고 반성한다. 따라서 어느 정도 12단계 비만 치료의 의미를 이해하셨다면, 항상 일상의 모든 면에서 12단계 치료의 원칙을 반복하고 완전히 변화된 삶을 살아가도록 노력하라.

또한 혼자만 변화하는 것이 아니라, 주변도 함께 바꾸도록 하자. 자신의 깨달음을 널리 알리는 것은 매우 중요한 두 가지 의미가 있다.

첫째는 다른 사람들에게 실질적인 도움을 제공할 수 있다는 것이다. 아직도 다이어트의 필요성을 깨닫지 못하는 사람, 막상 다이어트를 시작하려 해도 적절한 방법을 찾지 못하는 사람, 부적절한 다이어트 계획을 세우는 사람, 다이어트를 하면서 힘들어하는 사람들에게 성공한 당신의 경험은 진리와 같다. '카더라' 식의 무책임한 조언이 아닌 진정 성공한 사람의 도움은 분명 어떤 이들에게는 어두운 밤의 등불같이 소중한 가이드가 되어줄 것이다.

둘째는 자신을 더욱 단단히 하기 위함이다. 다른 사람들의 다이어트를 돕는다면서 스스로 무너져서 되겠는가? 다른 사람의 식이요법에 조언을 해주면서 자기는 몰래 숨어서 간식을 먹을 수는 없다. 따라서 내가 남을 도우면 그 도움의 최대 수혜자는 바로 나 자신이 된다.

자신을 발전시키면서, 주변 사람들도 변화시키는 영향력이 있는 사람들을 본 적이 있을 것이다. 이제부터 다이어트에 성공한 여러분이 바로 그러한 사람이 돼야 할 차례다.

여기서 12단계 비만 치료는 마무리가 된다. 변화된 자신을 만들어가는 과정은 어렵다. 나 역시 완전히 변화되었다고 감히 말할 수 없다. 하지만 꾸준히 그곳에 도달하기 위해서 노력한다. 그래서 12단계는 평생에 걸쳐서 하는 과정이라고 말한다. 꾸준한 노력을 통해서 언젠가 더 나은 인생의 목표에 도달하기 위해서, "나와 그리고 여러분과 함께!"

나는 다이어트에 성공한 아버지를 보고, 또한 스스로 수차례 다이어트를 하는 동안 12단계 중독 치료를 수련하였다. 이 치료는 환자를 치료함과 동시에 치료자도 변화되어야 함을 강조하고 있다. 결국 환자와 치료자가 함께 동반 성장하는 프로그램이다.

1. 12주간의 다이어트에 결과를 정리하라

12단계 비만 치료를 하면서, 식이요법도 운동요법도 실행하여 몸무게는 7kg이 빠져서 대략 10%가 넘게 감량을 했다. 식이요법은 먹는 양을 줄였고, 특히 저녁 식사는 가끔 필요한 경우만 먹으며 먹게 되더라도 탄수화물 섭취를 크게 제한하고 있다. 이전보다 먹는 것을 경계한다. 많이 먹고 난 다음 날은 되도록 적게 먹는다. 운동은 테니스를 주 3회 꾸준히 참석하고 있다. 비가 오는 날이 좀 많아서 안타깝지만 그 외에는 꼭 운동을 나갔다. 테니스가 없는 날 걷기로 한 약속은 많이 지키지 못했다. 앞으로는 좀 더 열심히 해야겠다.

2. 다이어트에 성공하였는가? 혹은 실패하였는가? 그 이유는 무엇인가?

이번 다이어트는 어느 정도 성공했다고 생각한다. 몸무게로만 보면 이전 어느 다이어트에 비해서도 살도 많이 빠졌다. 그러나 나의 문제들에 대한 검토도 더 필요하고, 좀 더 변화할 부분도 있다고 생각한다. 이번 다이어트에서 얻은 교훈을 마음에 새기고 절대 요요가 오지 않도록 하겠다. 어떻게 얻은 기회인데 날릴 수 없다. 12단계 비만 치료를 하면서 나를 검토하고 체크하는 습관이 길러졌다. 체크리스트가 다이어트에 큰 도움이 된 것 같다. 12주간의 체크한 기록을 보면 뿌듯하다.

3. 다이어트에 성공했다면 어떻게 다른 사람들을 돕겠는가?

회사에서 다이어트 동아리를 신청해보려고 한다. 물론 나보다 다이어트에 경험이 많은 친구들의 도움을 받아서 만들어보려고 한다. 회사 안에서 비만과 식이 문제로 고민하는 사람이 정말 많을 것이다. 그러한 사람들에게 내가 배우고 익힌 방법을 가르쳐주고 그들의 회복을 도울 것이다.

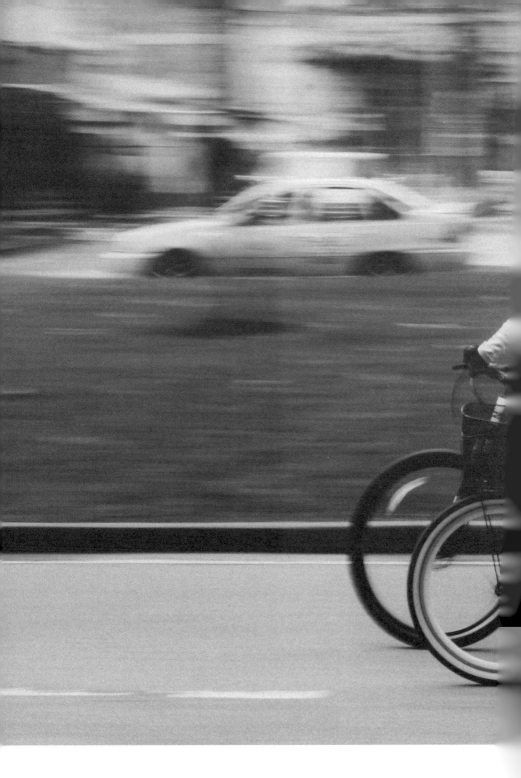

비만은 **중독**이다

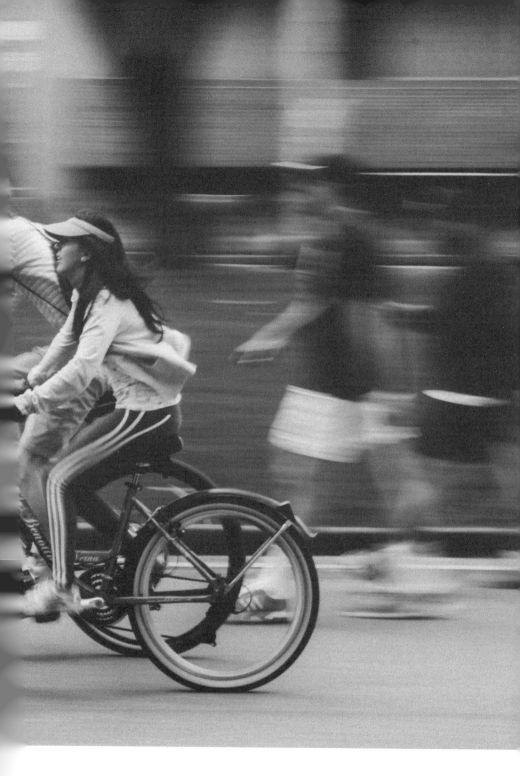

에필로그

뚱뚱한 나와
결별하는 시간

지금의 현실에서는 살이 찔 수밖에 없습니다. 그러나 그럼에도 불구하고 지금 당장 다이어트를 시작해야 합니다. 비만은 다름 아닌 '식이 중독 질환'입니다. 우리가 다이어트를 하는 이유는 인생의 걸림돌이 되어버린 '무시무시한 식이 중독을 이겨내고, 소중한 나와 내 인생을 되살리기 위함'입니다.

비만이라는 강력한 적을 상대로 싸워야 하지만, 분명 이길 수 있습니다. 다이어트에 성공하기 위해서는 강력한 의지를 바탕으로 매일 꾸준히 노력해야 합니다. 머릿속의 남 탓, 자기 합리화, 최소화 등의 저항을 넘어설 다양한 전략도 필요합니다.

제 다이어트 역시 여전히 진행형입니다. 지금도 맛있는 음식의 유혹에 시달리고 있으며, 몸 한구석에는 운동하기 싫어하는 나태함이 자리 잡고 있음을 스스로 잘 알고 있습니다. 저는 이전에 다이어트에 성공하기 위해 제 환자들을 '이용'했습니다. 환자들에게 제 문제를 고백하고 목표를 공유하였으며, 매주 환자들에게 검사를 받았습니다. 저는 진료실에서 환자들과 함께 성장했습니다. 지금껏 제가 치료해왔던 환자분들이, 모두 저의 소중한 스승이십니다.

이번에 저는 제 성공을 위해 바로 여러분을 선택했습니다.

이 책은 비만에서 벗어나고 싶은 여러분을 위한 가이드북이지만, 나에겐 족쇄입니다. 저는 이 책 이후로 다시는 비만이 재발하지 않는 것을 목표로 하겠습니다. 이 책의 사회적 전략 중에서 약속은 공개적으로 하는 것이 효과적이라고 말씀드렸지요? 이것은 제가 여러분과 맺는 약속이자 제 전략입니다.

이 책을 선택하신 여러분, 이번 기회를 놓치지 마십시오. 여러분들도 스스로를 강력하게 옭아맬 족쇄를 찾아보십시오. 이번에는 반드시 다이어트에 성공하십시오. 어쩌면 인생이 나에게 주는 마지막 기회일 수도 있습니다. 결국 자신이 변해야 성공하는 것입니다. 변화를 통해서 승리하고, 스스로의 자기 효능감을 확인하십시오. 여러분들에게 앞으로의 세상은 분명 달라질 것입니다.

지금부터는 뚱뚱하게 살아온 예전의 자신과는 결별하는 시간입니다. 과거의 나는 머릿속에서 지우십시오. 이제는 날씬한 몸매를 가지고, 새로운 인생의 주인이 될 자신을 떠올리십시오. 비만을 넘어서, 보다 멋진 인생의 주인이 되기를 기원합니다.

저와 여러분에게 이번 인연이 평생에 가장 멋진 기회가 되길 기원합니다.

저자 한창우

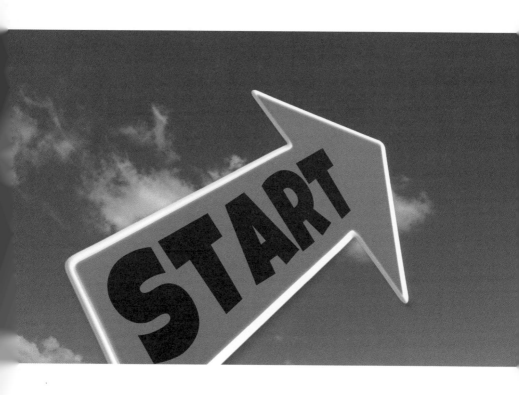

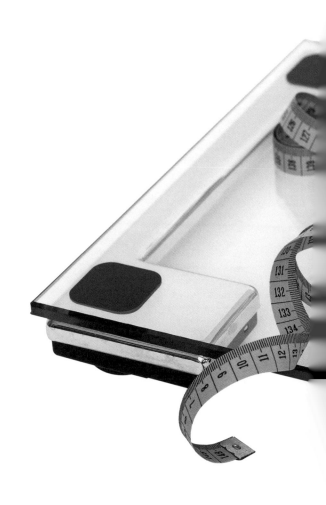

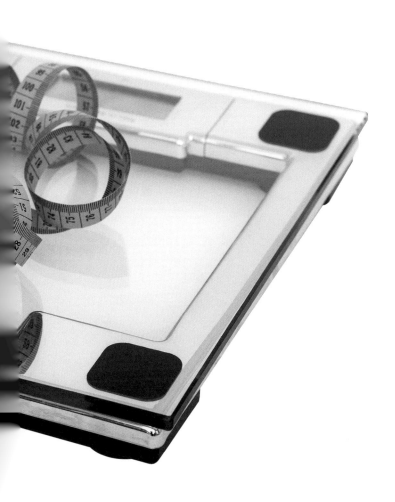

식이요법 12주 로드맵
& 식단 샘플

초보 다이어터를 위한 식이요법의 12주 로드맵을 소개한다. 초보 다이어터를 위한 가이드이며, 식이요법을 여러 차례 시도한 분들이라면 좀 더 빠르게 식이 조절에 돌입해도 좋다. 앞서 식이요법의 원칙에 대해서 설명을 하였다. 이 책의 비만 치료 12단계 프로그램을 하면서 각 주에 맞추어 다음과 같은 식이요법을 권장한다. 반드시 섭식 장부에 기록하라. 이 책의 체크리스트를 활용하라.

첫 달(1~4주차)에는 식이를 줄이고, 둘째 달(4~8주차)에는 식이를 유지하면서 운동을 강화한다. 셋째 달(9~12주차)에는 식이를 자신에 맞게 변화시켜서 맛있는 음식을 소량씩 즐기면서 유지한다.

다이어트 첫 달(1~4주차)은 식이를 줄여나가는 시기이다.

다이어트 1주차

아침·점심·저녁 식사 패턴을 유지하되 '저녁 식사' 밥의 양을 반으로 줄인다. 즉 어제까지의 식사와 비교하여 정확하게 반을 덜어낸 후에 식사를 시작한다.

되도록 식사를 시작하기 전에 식사량을 반으로 줄여라. 중간에 반 정도 먹다가 멈추는 것은 더욱 어렵기 때문에 반드시 식사 전에 반으로 줄여야 한다. 식당에서 공기밥이 나온다면 반을 덜어낸다. 혹시 식판에 밥을 담는다면 절반에 해당하는 양만 담는다.

다이어트 2주차

1주차와 같은 방법으로 이번에는 아침·점심·저녁 식사 패턴을 유지하되 '점심 식사'도 밥의 양을 반으로 줄인다.

다이어트 3주차

1, 2주차와 같은 방법으로 '아침 식사'도 밥의 양을 반으로 줄인다. 이렇게 하면 아침·점심·저녁 모두의 밥의 양이 절반이 된다. 이때부터는 모든 간식을 통제한다. 믹스커피나 설탕 등 당류가 들어간 음료도 먹어서는 안 된다.

혹시 원래부터 아침 식사를 하지 않는 분들이 있다면 2주차와 3주차는 똑같이 유지한다. 부득이 저녁에 회식 등이 예정되어 있다면, 그날은 아침·점심 모두 최소량의 음식물만 섭취하고 저녁 회식에 참석한다. 저녁 회식에서도 밥은 반만 먹는다. 원래 다이어트하면서는 회식에 참여하는 것은 금기이다.

다이어트 4주차

저녁 식사를 통제하라. 최소한의 탄수화물을 섭취하는 것을 권장한다. 두부, 달걀, 저지방 소고기, 우유와 같은 단백질류와 바나나, 토마토, 양배추, 양상추와 같은 저GI 지수 탄수화물을 섭취해야 한다. 나와 같이 중년 이후 나이가 좀 있으신 분들의 경우에는 저녁 식사를 아예 하지 않는 것도 괜찮다. 꼭 정해진 레시피가 있는 것은 아니고 원칙을 유지하면서 상황에 따라서 바꾸어가면서 섭취해라. 고정된 레시피만 고집하는 것은 오히려 다이어트를 지치게 할 수 있다.

다이어트 둘째 달(5~8주차)은 줄인 식이를 유지해나가는 시기이다. 첫 달의 식이 조절에 성공했다면 체중 감량의 효과가 나타날 것이다. 여러분이 목표한 목표량에 도달하였거나 체중 조절의 효과가 확연하다면 첫 달의 식이요법을 유지한다.

다이어트 5주차

5% 정도 체중 감소가 있다면, 식이요법을 유지한다. 그러나 식이 조절

이 효과가 없다면 식사량을 조금 더 줄여본다. 줄이는 순서는 저녁 식사부터 줄인다.

다이어트 6주차
식이요법을 유지하면서 운동량을 조금씩 늘려본다.

다이어트 7, 8주차
단계적으로 체중이 줄어드는지를 확인한다.

살은 한번에 쭉 빠지지 않는다. 일정 체중 감량이 되면 몸이 어느 정도 평형을 유지하려고 하기 때문에 계단식으로 빠지게 된다. 따라서 정체기에 있다고 해서 좌절할 필요는 없다. 오늘의 몸무게는 저번 주에 먹었던 양을 반영한다. 즉 지금 열심히 식이 조절을 하고 있다면 다음 주에는 그 효과를 확인할 수 있을 것이다.

다이어트 셋째 달(9~12주차)은 그동안의 노력으로 이루어진 다이어트를 유지하면서 재발을 막는 시기이다. 셋째 달에는 두 달 동안의 다이어트를 평가하고 자신에게 맞는 균형 잡힌 식단을 만들어가는 시기이다.

다이어트 9주차

유지되었던 식이요법을 평가하여 자신의 선호에 맞는 레시피를 만든다. 이미 여러분의 위는 줄어들어 많은 양의 음식을 섭취하지 못한다. 그렇다고 절대 자만해서는 안 된다. 폭식을 하게 되면 위는 금방 다시 늘어날 테니까. 두 달 동안의 다이어트 경험을 통해서 여러분은 어떤 음식을 얼마나 먹어야 하는지를 이미 알게 되었을 것이다. 새로운 레시피를 정하는 원칙은 균형 잡힌 식단과 자신이 좋아하는 음식들로 소량을 구성하는 것이다. 반드시 저GI 탄수화물로 구성하고 되도록 저녁은 적게 먹는 것으로 한다.

다이어트 10주차

새로운 식단과 식이 방법의 효과를 평가한다.

다이어트 11, 12주차

자신의 식이요법을 주변에 다이어트가 필요한 사람들에게 알리고 함께 비만에서 탈출할 수 있도록 돕는다.

식단 샘플

식사	아침 (간편식)	점심 (일반식)	간식	저녁 (당질제한식)
1day	사과(껍질째) 1개, 그릭요거트 100g, 아몬드 등 견과류 10알	현미밥 1/2공기, 소고기구이 100g(안심, 부채살 등), 상추쌈 충분히, 쌈장 1스푼	치즈1개(스트링, 슬라이스)	계란(구운, 삶은) 2개, 방울토마토 충분히, 샐러드(양상추, 토마토, 파프리카 등)
2day	고구마 1개, 아몬드밀크 1팩, 계란 1개	현미밥 1/2공기, 생선구이 150g(고등어, 삼치, 조기, 연어 등), 모든 종류의 나물 충분히	사과 반쪽+아몬드밀크(무가당)	데친 두부 or 연두부, 간장 1스푼, 오이, 당근, 파프리카 충분히
3day	단호박(껍질째) 100g, 우유 200ml, 계란 1개	현미밥 1/2공기, 계란(찜or말이) 100g, 모든 종류의 나물 충분히	두유 200ml	돼지고기구이 or 수육(목살, 앞다리, 뒷다리 등) 100g, 상추쌈, 풋고추 충분히, 쌈장 1스푼
4day	호밀샌드위치, 호밀빵 2쪽, 슬라이스햄 1쪽, 토마토, 양상추 충분히, 머스터드(무설탕), 마요네즈 1스푼	현미밥 1/2공기, 보쌈 100g, 쌈배추 충분히, 쌈장 1스푼	아몬드 등 견과류 15알	오리고기 100g(훈제, 구이), 상추쌈, 깻잎 충분히, 쌈장 1스푼
5day	오트밀 1/2컵, 우유 200ml, 블루베리 or 딸기 1컵, 아몬드 등 견과류 10알	현미밥 1/2공기, 데친 오징어 100g, 오이, 양파 충분히, 초고추장 1스푼	계란(구운, 삶은) 1개	닭 야채볶음, 닭고기 100g, 양배추, 당근, 버섯, 청경채, 파프리카,양파 등, 올리브유 1큰술
6day	감자 1개 반, 연두부 1팩(120g)	현미밥 1/2공기, 오리고기 100g, 상추쌈 충분히, 쌈장 1스푼	우유 200ml	소고기구이 100g(등심, 안심, 부채살 등), 채소구이 100g(버섯, 애호박, 가지 등)
7day	옥수수 1개, 두유 200ml, 계란(구운, 삶은) 2개	현미밥 1/2공기, 닭가슴살 100g, 찐 양배추 충분히, 쌈장 1스푼	그릭요거트 200g	연어 100g, 샐러드(양상추, 토마토, 파프리카 등)

· 드레싱 : 발사믹식초(레몬즙) + 올리브오일 + 머스타드(무설탕), 그릭요거트
· 양념 : 간장, 소금, 후추, 스리라차, 고추냉이(와사비) 등
· 초고추장, 쌈장 등 당분 주의, 소량(1스푼) 사용
· 샐러드 토핑 : 아보카도(반쪽), 치즈(리코타, 코티지, 모짜렐라 등 100g), 아몬드(10알), 카카오닙스, 블루베리 등 사용가능
· 바나나, 포도, 멜론, 단감, 오렌지 등 과당 주의 / 사과, 딸기, 블루베리, 자몽, 무화과 등 OK / 토마토는 충분히 섭취 가능
· 외식, 행사, 약속(음주) 전 우유 or 아몬드밀크 먹기 → 채소류 먼저 섭취(떡볶이, 피자, 면류 등 밀가루 피하기) → 고기, 회, 해산물, 구운 치킨 등 단백질 선택
· 외식, 음주, 과식 후 다음 날 아침 거르기(공복 16시간)

▢ 일반식 1식(400kcal)	1) 복합탄수화물 + 2) 단백질 + 3) 식이섬유
▢ 탄수화물 제한식	2) 단백질 + 3) 식이섬유
1) 복합탄수화물(100g)	현미밥 반 공기, 고구마 1개, 사과 2/3개, 바나나 1개, 단호박 반 개, 감자 1개 반, 옥수수 2/3개, 오트밀 40g, 국수 2/3그릇, 호밀빵 1장 반
2) 단백질 식품(100~150g)	두부 반 모, 계란 2개, 생선, 해산물, 육류(살코기)
3) 식이섬유(2컵)	채소류, 버섯류, 해조류(김, 다시마, 미역 등)
▢ 식사가 어려울 경우(간편식)	고구마, 바나나, 사과 1개 + 우유, 두유, 플레인 요거트 1개 + 계란 1개
▢ 식사 간격	4~5시간, 예) 아침 9시, 점심 13시, 저녁 18시, 자기 전 공복 : 취침 4시간 전에는 음식섭취 ×
▢ 식사 간격이 길어질 경우(간식)	방울토마토, 오이, 당근 등 채소류 or 견과류 한 줌 or 두유, 우유, 플레인요거트 or 계란
▢ 염분 섭취 주의	탕, 찌개, 김치류 섭취 줄이기, 짜게 먹었을 경우 칼륨이 많이 든 식품(푸른잎채소, 바나나, 토마토, 우유 등)섭취
▢ 단 음식, 기름진 음식, 술 제한	
▢ 수분 섭취	1.5(6컵)~2리터(8컵)
▢ 운동	걷기 30분 이상, 주 4회 이상

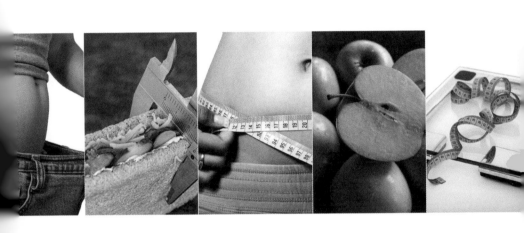

운동요법 12주 로드맵
& 운동 샘플

다음은 초보 다이어터를 위한 운동요법의 가이드이다. 운동요법을 여러차례 시도한 분들이나 다른 운동을 이미 하고 계신 분들이라면 기존 운동을 그대로 하시면 된다. 반드시 운동 장부에 기록하라. 이 책의 체크 리스트를 활용하라.

첫 달(1~4주차)에는 유산소 운동을 시작해서 늘리고, 둘째 달(4~8주차)에는 유산소 운동을 유지하면서 근력 운동을 추가해서 유지하고, 셋째 달(9~12주차)에는 자신에게 맞는 운동을 찾아서 그걸 자신의 새로운 취미와 즐거움으로 만든다. 세상에 재밌고 신나는 운동이 많다.

다이어트 첫 달(1~4주차)은 운동을 시작하고 늘려나가는 시기이다.

다이어트 1주차

당장 나가서 집이나 직장 근처를 걷는다. 걷는 속도는 빠르게 숨이 헐떡거리고 심박동수가 빠르게 올라갈 정도를 의미하며, 되도록 쉬지 않고 정해진 시간을 꾸준히 걸어야 한다. 빠르게 걷는 것이 불편한 분들은 가볍게 뛰는 것이 좋다.

간혹 운동을 시작하라면 멋진 러닝복부터 찾는 분들이 있는데, 그런 것들은 살이 빠지고 나서 연출하도록 하자. 운동하기 좋은 복장이라면 어떤 것이든 입고 당장 밖으로 나가라. 목표는 첫 주는 3km 또는 시간으로 30분 또는 칼로리 소모로 150kcal 정도로 개인차가 있기 때문에 스스로 편리한 목표를 설정하자.

다이어트 2주차

2주차에서는 신체가 운동에 어느 정도 적응이 되었기 때문에 운동량을 늘려본다. 이때의 목표는 4.5km 또는 시간으로 45분 또는 칼로리 소모로 230kcal 정도를 목표로 한다.

다이어트 3주차

3주차에는 목표량을 늘려서 6km 또는 시간으로 60분 또는 칼로리 소모로 300kcal 정도를 목표로 한다.

다이어트 4주차

3주차의 목표량을 그대로 유지하면서 체중의 변화나 신체적으로 무리가 없는지를 평가한다. 혹시 걷는 것이 문제가 된다면 다른 운동방법을 고려하도록 한다. 운동의 목표량은 걷기 운동량을 기준으로 동일한 강도로 시행한다.

다이어트 둘째 달(5~8주차)에는 유산소 운동인 걷기 운동에 근력 운동을 추가한다. 근력 운동에는 여러 가지 방법이 있으며, 남성분들이 접근하기 쉬운 운동이 있고 여성분들에게 더 도움이 되는 운동법이 여러 가지가 있으나, 복잡한 운동을 처음부터 시행하기 보다는 집에서도 할 수 있는 간단한 근력 운동을 추천한다. 나는 주로 남성분들의 경우 팔굽혀펴기, 여성분들에게는 윗몸일으키기를 권장한다. 남성분들에게는 단단한 어깨가, 여성분들에게는 날씬한 배가 다이어트의 1차 목표이니까.

윗몸일으키기를 할때는 발을 고정시키고 무릎을 접은 상태로 한다. 등을 곧게 편 상태로 구부리지 않고 반동 없이 일어나는데 상체를 다 세우기보다는 45도 정도만 올려주는 것이 좋다.

다이어트 5주차

유산소 운동 60분+윗몸일으키기를 15회씩 4세트 시행한다.

다이어트 6주차

유산소 운동 60분+윗몸일으키기를 20회씩 4세트 시행한다.

다이어트 7주차

유산소 운동 60분+윗몸일으키기를 25회씩 4세트 시행한다.

다이어트 8주차

유산소 운동 60분+윗몸일으키기를 30회씩 4세트 시행한다.

위 숫자나 세트는 예시이며 근력 운동은 개인차가 심하기 때문에 가능한 목표량을 정해서 꾸준히 하는 것이 중요하다. 단 목표는 항상 최선을 다해서 할 수 있는 범위이다.

다이어트 셋째 달(9~12주차)은 지금까지 유지해왔던 기본적인 운동을 자신의 몸에 더 효율적이고 안전하면서 취향에 맞는 운동으로 변경하는 것이다. 세상에는 신나고 재미있는 운동이 많다. 나처럼 수영을 하는 것도 좋은 방법인데, 수영은 단지 운동효과뿐 아니라 함께하는 동호인들과 수영대회를 준비해서 나가기도 하고, 수영실력을 바탕으로 프리다이빙이나 바다수영 등에 도전해볼 수도 있어서 유대감과 재미를 배가할 수 있다. 마찬가지로 스쿼시나 테니스, 탁구 같은 구기 종목도 재밌고 좋은 방법이다. 따라서 각자에 맞는 운동을 정해서 도전해보자. 살도 빼고 스트레스도 줄어들어 삶의 활력소가 될 수 있다.

다이어트 9주차

새로운 운동을 정하고 당장 시작한다.

절대로 운동이 멈춰져서는 안된다.

다이어트 10주차

새로운 운동의 효과를 평가한다.

다이어트 11, 12주차

자신의 운동요법을 주변에 다이어트가 필요한 사람들에게 알리고 함께 비만에서 탈출할 수 있도록 돕는다.

운동 샘플

□ 운동 포인트

1. 운동을 시작하기 전에 준비 운동을 한다.

2. 운동 시작과 끝에 스트레칭을 한다.

3. 동작은 천천히, 호흡은 확실하게 한다. 힘줄 때 내쉬고, 힘 뺄 때 들이 마신다.

4. 매 종목마다 단련하려는 근육을 의식하면서 운동한다.

5. 세트 사이의 휴식은 1분 이내로 짧게 둔다.

6. 통증을 느끼면 무리해서 하지 않는다.

7. 다소 힘이 들지 않으면 효과가 나지 않는다. 1세트당 횟수를 10회만 해도 너무 힘이 들면 횟수나 세트 수를 줄이거나, 10회만으로 쉽다면 횟수나 세트 수를 늘린다.

8. 운동의 순서는 크게 다음과 같이 나눈다.

준비 운동 → 본 운동(근력 운동) → 유산소 운동 → 마무리

예시)

- 스트레칭(5분) → 하체 운동(10분) → 복부, 상체 운동(10분) → 팔 운동(10분) → 유산소 운동(20분) → 스트레칭(5분)

※ 부위별 운동 사이에 짧게 유산소 운동을 한다.

9. 요일별로 운동 부위를 나누어 하체 운동, 복부 운동, 상체 운동, 팔 운동을 나눠서 해도 좋다.

예시)

종목별 1~3세트, 1세트 10~20회, 수요일, 토요일, 일요일 휴식

- 월 : 운동 전 스트레칭(5분) → 하체 운동(30분) → 유산소 운동(20분) → 마무리 스트레칭(5분)
- 화 : 운동 전 스트레칭(5분) → 복부 운동(30분) → 유산소 운동(20분) → 마무리 스트레칭(5분)
- 목 : 운동 전 스트레칭(5분) → 상체 운동(30분) → 유산소 운동(20분) → 마무리 스트레칭(5분)
- 금 : 운동 전 스트레칭(5분) → 팔 운동(30분) → 유산소 운동(20분) → 마무리 스트레칭(5분)

10. 적게는 일주일에 3번, 30분 / 보통은 일주일에 4~5번, 40분 / 적응 후 일주일에 5~6번, 60분 정도 꾸준히 한다. 일주일에 1~2일은 휴식기를 준다.

11. 장기적으로 할 수 있도록 차근차근 운동을 습관화하는 게 중요!

본인만의 운동 루틴을 만들어갈 것

나에게 필요한 운동 프로그램을 내가 직접 작성한다.

• **준비물 :** 요가매트, 아령(1~2kg), 케틀벨(4~6kg), 튜빙밴드(고급

용, 가장 두꺼운 것) 등

※ 운동 샘플은 초급(1개월차), 중급(2개월차)까지 제공했다. 3개월 이후부
터는 매일 부위별 운동을 번갈아가면서 하되, 자신에게 맞는 운동 시간과 휴
식을 취하면서 운동요법을 계속해나가면 된다.

초급(1개월째)

□ **기초체력 기르기**

• 초보는 일주일에 3일 운동한다. 나머지는 쉰다.

• 월, 수, 금 – 전신 근력 운동

• 화, 목, 토, 일 – 충분한 휴식

□ **운동 순서**

• 준비 운동(5분) : 스트레칭 → 고정 자전거 타기

• 본 운동(30분) : 하체(다리) → 유산소 30초 → 상체(복부, 가슴, 등, 허리) → 유산소 30초 → 팔(어깨, 이두근, 삼두근)

※ 부위별 운동 사이에 짧게 유산소 운동을 한다.

• 정리 운동(20분) : 유산소(트레드밀 등) → 스트레칭

초급(1개월째) 운동 프로그램

운동 순서			운동의 종류, 횟수
준비 운동(5분)			스트레칭 → 고정 자전거
본 운동 (40분)	하체 운동	다리 운동	스쿼트 10회 × 1set 와이드 스쿼트 10회 × 1set 런지 10회 × 1set 사이드 런지 20회 × 1set
	유산소 운동(30초)		점핑잭(팔벌려 뛰기) 20회
	상체 운동	복부 운동	레그레이즈 10회 × 2set 크런치 10회 × 2set
		가슴 운동	언더그립 프런트 레이즈 10회 × 1set (덤벨을 가슴앞으로 모으기)
		등 운동	튜빙 로우(or 덤벨 로우) 10회 × 1set
		허리 운동	백 익스텐션 10회 × 1set
	유산소 운동(30초)		슬로우 버피테스트 10회
	팔 운동	어깨 운동	프런트 레이즈 10회 × 1set 래터럴 레이즈 10회 × 1set
		이두근 운동	덤벨 컬 10회 × 1set 해머 컬 10회 × 1set
		삼두근 운동	덤벨 킥백 10회 × 1set 오버헤드 익스텐션 10회 × 1set
정리 운동 (20분)	유산소 운동 → 마무리 스트레칭		트레드밀, 자전거, 케틀벨, 계단 오르기 중 선택

중급(2개월째)

□ **근력 운동 추가하기**

- 일주일에 5일 운동한다. 나머지는 쉰다.

- 월, 화, 목, 금, 토 – 전신 근력 운동(전체적으로 골고루)

- 수, 일 – 충분한 휴식

□ **운동 순서**

- 준비 운동(5분) : 스트레칭 → 고정 자전거 타기

- 본운동(40분) : 하체(다리) → 유산소 30초 → 상체(복부, 가슴, 등, 허리) → 유산소 30초 → 팔(어깨, 이두근, 삼두근)

※ 부위별 운동 사이에 짧게 유산소 운동을 한다. 부위별 운동 중 1~2가지를 한다.

- 정리 운동(20분) : 유산소(트레드밀 등) → 스트레칭

중급(2개월째) 운동 프로그램

운동순서			운동의 종류, 횟수
준비 운동(5분)			스트레칭 → 고정 자전거
본 운동 (40분)	하체 운동	다리 운동	스쿼트 12회 × 2set 런지 12회 × 2set 레그프레스 15회 × 2set 아령 들고 데드리프트 15회 × 2set
	유산소 운동(30초)		점핑잭(팔벌려 뛰기) 25회
	상체 운동	복부 운동	레그레이즈 15회 × 3set 크런치 15회 × 3set 누워서 반원 그리기 12회 × 2set
		가슴 운동	언더그립 프런트 레이즈 12회 × 2set (덤벨을 가슴 앞으로 모으기)
		등 운동	튜빙 로우(or 덤벨 로우) 12회 × 2set
		허리 운동	백 익스텐션 12회 × 3set
	유산소 운동(30초)		슬로우 버피테스트 15회
	팔 운동	어깨 운동	프런트 레이즈 12회 × 1set 래터럴 레이즈 12회 × 1set
		이두근 운동	덤벨 컬 12회 × 2set 해머 컬 12회 × 2set
		삼두근 운동	덤벨 킥백 12회 × 2set 의자 딥 12회 × 2set 니 푸시업 15회× 2set 오버헤드 익스텐션 15회 × 2set
정리 운동 (20분)	유산소 운동 → 마무리 스트레칭		트레드밀, 자전거, 케틀벨, 계단 오르기 중 선택

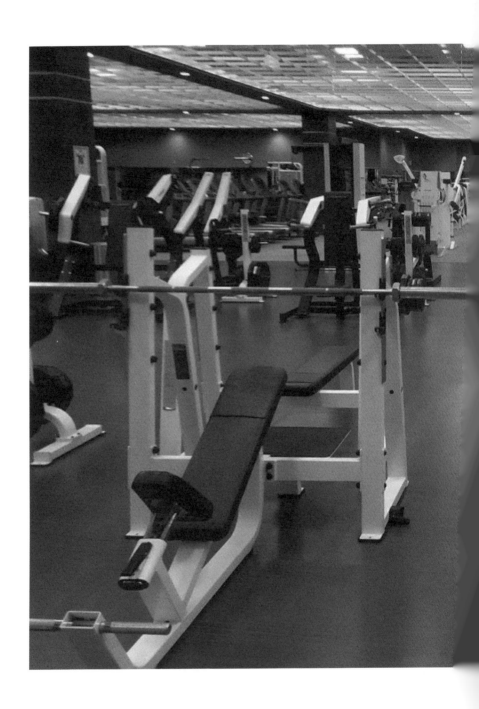

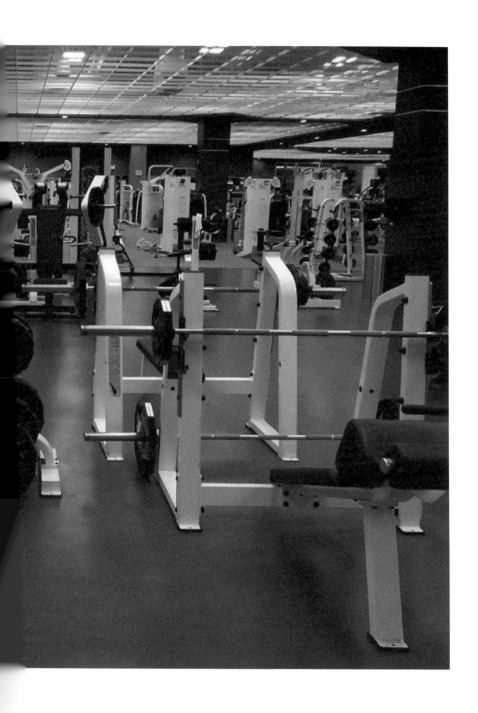

12단계
비만 치료
워크북
WorkBook

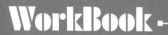

제1단계: 비만임을 인정하라

1. 내가 비만이란 중독에 빠지게 된 원인은 무엇인가?

2. 내가 음식에 무력한 증거는 무엇인가?

3. 비만으로 인하여, 내 삶에 일어난 문제는 무엇인가?

제2단계: 비만 탈출을 위한 위대하신 힘을 찾아라

1. 지금까지의 다이어트가 실패한 이유는 무엇인가?

2. 나에게 다이어트의 목표는 무엇인가? 살을 빼고 나서 어떤 삶을 살고 싶은가?

3. 나에게 위대하신 힘이 무엇인지 써보자.

   (나를 비만으로부터 탈출시켜줄 검증된 방법이 위대하신 힘이다.)

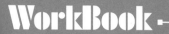

제3단계: 즉시 결단을 내리고 다이어트를 시작하라

1. 위대하신 힘에게 나를 맡기고, 언제부터 다이어트를 제대로 시작할지 써보자.

2. 어떤 식이요법을 사용하여 다이어트를 실천할지 적어보자.

3. 어떤 운동요법을 사용하여 다이어트를 실천할지 적어보자.

제4단계: 성격적 문제를 검토하라

1. 나를 비만으로 이르게 한 성격 문제가 무엇인지 목록을 만들어보자.

2. 나를 비만으로 이르게 한 성격 문제가 무엇인지 구체적으로 검토해보자.

3. 나의 비만의 원인을 남 탓으로 돌리고 있는지 검토해보자.

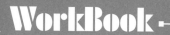

제5단계: 조력자를 정하고, 도움을 받아라

1. 누구를 나의 비만 문제의 조력자로 택할 것인지 선택을 하라.

2. 조력자와 나의 어떤 문제를 검토할 것인가?

3. 고백을 하고 나서는 어떤 기분이 들었는지 기록을 해보자.

제6단계: 결점을 고치기 위해, 철저히 준비하라

1. 나의 성격과 결점이 고쳐질 수 있다는 믿음에 대해서 써보자.

2. 결점이 고쳐진 새로운 나의 모습은 어떠한지 써보자.

3. 나의 근본적인 문제들을 개선할 구체적인 계획을 써보자.

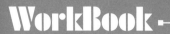

제7단계: 겸손하라, 자신의 강점을 찾아라

1. 나의 교만함이 나를 얼마나 뚱뚱하게 만들었으며, 나의 인생 또한 망치고 있는지 반성하라.

2. 내가 생각하는 나의 강점(장점)은 무엇인지 함께 검토해보자.

3. 나의 강점을 다이어트에 어떻게 이용할 수 있을지 구상해보자.

WorkBook ────────────────■

제8단계: 나의 비만으로 해를 끼친 모든 사람의 명단을 만들어라

1. 나의 비만과 성격상의 문제들로 인하여, 나 자신에게 어떠한 해를 끼쳤는가 검토하라.

2. 나의 비만과 성격상의 문제들로 인하여, 나의 가족에게 어떠한 해를 끼쳤는가 검토하라.

3. 나의 비만과 성격상의 문제들로 인하여, 친구, 회사 등 사회적 관계에서 어떠한 해를 끼쳤는가 검토하라.

278 **비만**은 **중독**이다

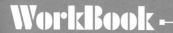

제9단계: 나의 비만으로 해를 끼친 모든 사람에게 보상하라

   1. 나의 비만과 성격상의 문제들로 인하여, 나 자신에게 어떤 보상을 할 것인가?

   2. 나의 비만과 성격상의 문제들로 인하여, 나의 가족에게 어떤 보상을 할 것인가?

   3. 나의 비만과 성격상의 문제들로 인하여, 친구에게 또는 회사 동료들에게 어떤 보상을 할 것인가?

제10단계: 재발을 막기 위해 항상 자신을 검토하라

1. 식이요법이나 운동요법을 제대로 지키지 못한 적이 있다면 즉시 잘못을 시인하라.

2. 앞으로는 그러한 실수를 반복하지 않도록 대책을 세워라.

3. 일지나 체크리스트를 활용하고 있는가? 잘하고 있지 않다면 그 이유를 반성하라.

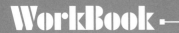

제11단계: 내 삶의 진정한 의미를 찾아라

1. 나만의 12단계 비만 치료를 충실히 하였는지 반성해보자.

2. 내 인생의 사명은 무엇인가?

3. 내 인생의 사명을 이루기 위한 방법을 구상해보라.

제12단계: 완전히 변화된 삶을 살아라

1. 12주간 다이어트의 결과를 정리하라.

2. 다이어트가 성공하였는가? 혹은 실패하였는가? 그 이유는 무엇인가?

3. 다이어트에 성공했다면 어떻게 다른 사람들을 돕겠는가?

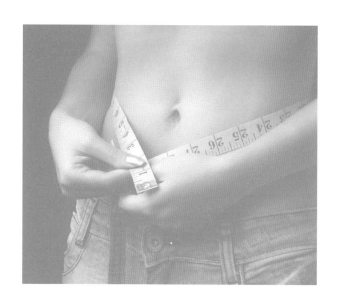

미주

1)

Chapman, S. B., Aslan, S., Spence, J. S., Hart Jr, J. J., Bartz, E. K., Didehbani, N., ... & Lu, H. (2015). Neural mechanisms of brain plasticity with complex cognitive training in healthy seniors. Cerebral cortex, 25(2), P. 396-405.

2)

1. Avena, N. M., & Gold, M. S. (2011). Food and addiction–sugars, fats and hedonic overeating. Addiction, 106(7), P. 1214-1215.

2. Avena, N. M., Rada, P., & Hoebel, B. G. (2008). Evidence for sugar addiction: behavioral and neurochemical effects of intermittent, excessive sugar intake. Neuroscience & Biobehavioral Reviews, 32(1), P. 20-39.

3. Gearhardt, A. N., Corbin, W. R., & Brownell, K. D. (2009). Preliminary validation of the Yale food addiction scale. Appetite, 52(2), P. 430-436.

4. Gordon, E. L., Ariel-Donges, A. H., Bauman, V., & Merlo, L. J. (2018). What is the evidence for "food addiction?" A systematic review. Nutrients, 10(4), P. 477.

5. Hoebel, B. G., Avena, N. M., Bocarsly, M. E., & Rada, P. (2009). A behavioral and circuit model based on sugar addiction in rats. Journal of addiction medicine, 3(1), P. 33.

6. Lenoir, M., Serre, F., Cantin, L., & Ahmed, S. H. (2007). Intense sweetness surpasses cocaine reward. PloS one, 2(8), P. e698.

3)

Jennifer, S., Veltman, D. J., van Bloemendaal, L., Barkhof, F., Drent, M. L., Diamant, M., & IJzerman, R. G. (2016). Liraglutide reduces CNS activation in response to visual food cues only after short-term treatment in patients with type 2 diabetes. Diabetes care, 39(2), P. 214-221.

Farr, O. M., Tsoukas, M. A., Triantafyllou, G., Dincer, F., Filippaios, A., Ko, B. J., & Mantzoros, C. S. (2016). Short-term administration of the GLP-1 analog liraglutide decreases circulating leptin and increases GIP levels and these changes are associated with alterations in CNS responses to food cues: a randomized, placebo-controlled, crossover study. Metabolism, 65(7), P. 945-953.

4)

1. (췌장염)Lee, P. H., Stockton, M. D., & Franks, A. S. (2011). Acute pancreatitis associated with liraglutide. Annals of Pharmacotherapy, 45(4), P. e22.
2. (담석증)Korkmaz, H., Araz, M., Alkan, S., & Akarsu, E. (2015). Liraglutide-related cholelithiasis. Aging clinical and experimental research, 27(5), P. 751-753.

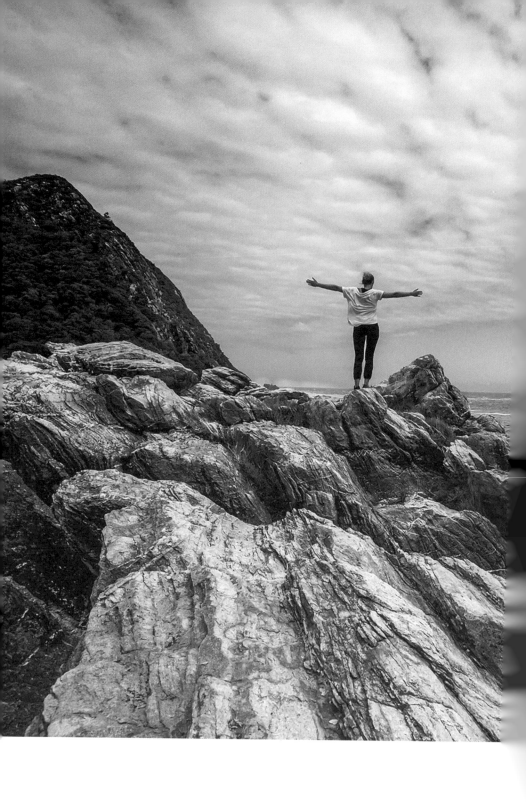

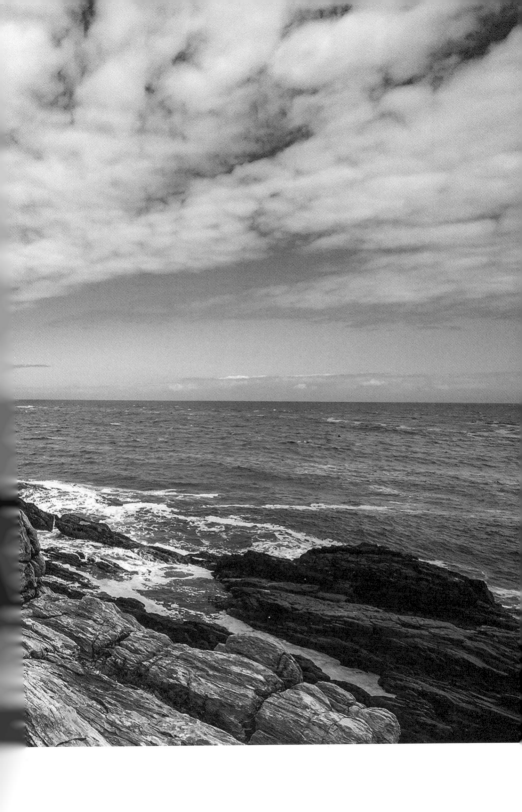

12단계
비만 치료
체크리스트

CheckList

5단계 – 결점을 고치기 위해, 철저히 준비하라

38	39	40	41	42	43	4
63	62	61	60	59	58	5
/ (요일)	/ (요일)	/ (요일)	/ (요일)	/ (요일)	/ (요일)	/ (

	95	96	97	98	99	100
	6	5	4	3	2	1
요일)	/ (요일)	/ (요일)	/ (요일)	/ (요일)	/ (요일)	/ (요일)